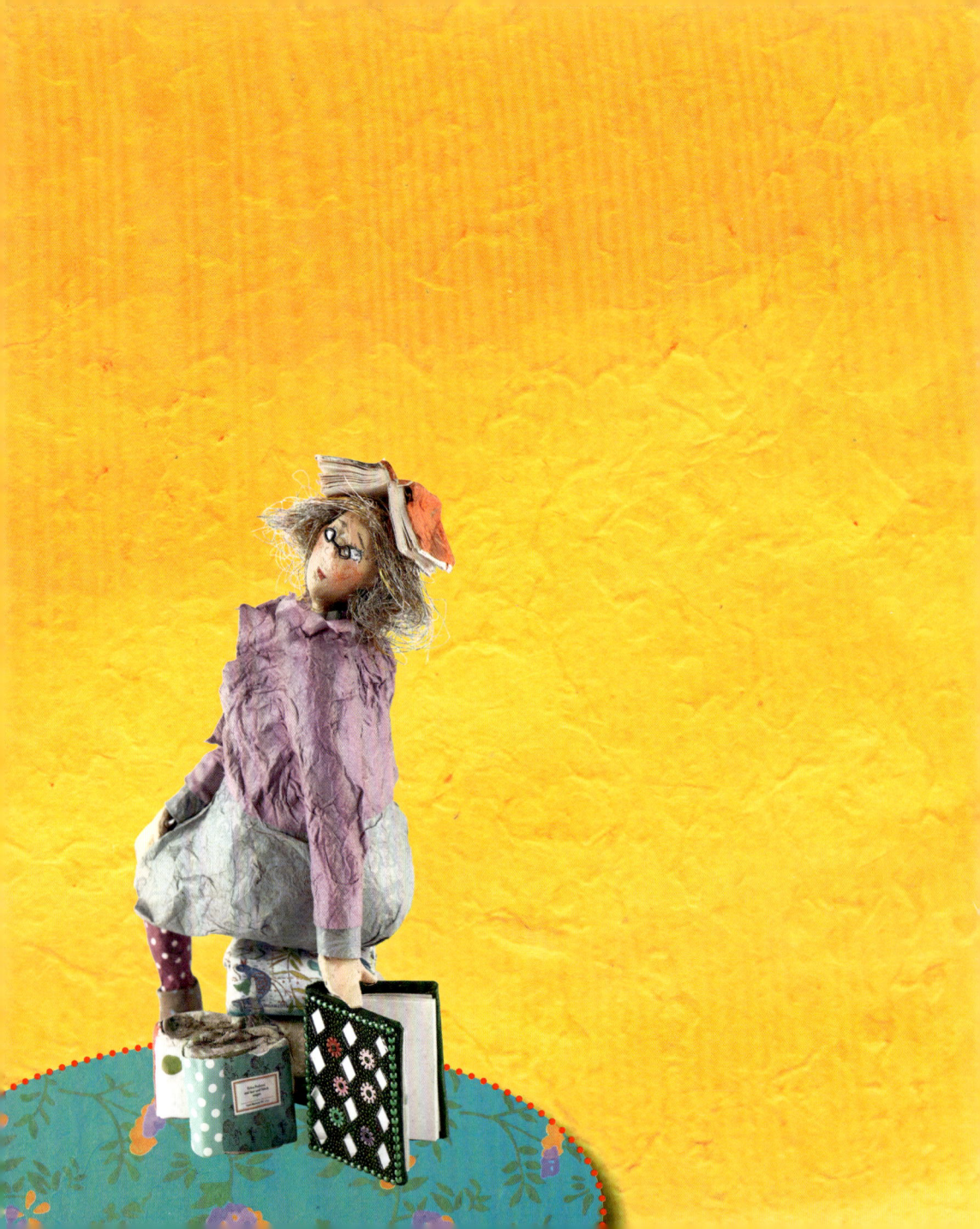

Yoga kennt kein Alter

Ausgewählt und zusammengestellt
von Claudia Peters

Illustriert mit Papierfiguren
von Dorothea Siegert-Binder

Liebe LeserInnen,

Älter werden muss nicht zwangsläufig heißen, dass wir steif, unbeweglich, kraftlos und zu allem Unglück auch noch kleiner werden. Tatsächlich lässt die Kraft nach und zieht sich der Körper im Alter zusammen – wenn wir nichts dagegen tun. Heute weiß man jedoch, dass viele klassische Signale für das Älterwerden ihren Grund in der fehlenden oder falschen Aktivität haben und in unpassender Ernährung. Der bekannte Slogan „use it or lose it" (benutze ihn, den Körper, oder verliere ihn) drückt aus, dass hoher Blutdruck, Osteoporose, Erschlaffung der Muskeln, Steifheit, Unbeweglichkeit, die Verschlechterung von Haltung und Atmung, Herzerkrankungen, Verstopfung, Diabetes und Altersdepression kein Schicksal sind. Auf die Lebensweise kommt es an.

Mit diesem feinen, kleinen Buch, das Sie in den Händen halten, möchte ich Sie gewinnen, begeistern oder bestärken, sich gesund zu bewegen und dem Alterungsprozess etwas entgegen zu setzen: und zwar mit Yoga. Wenn Yoga für Sie noch etwas Neues ist, kann ich Ihnen zusichern, dass die Mischung aus Dehn- und Stärkungsübungen sowie die Atem- und Entspannungstechniken die Qualität Ihres Lebens und Ihrer Gesundheit verbessern werden, unabhängig von Ihrem Alter, Ihren körperlichen Voraussetzungen, Ihren religiösen Überzeugungen und Ihrer kulturellen Herkunft. Yoga ist, nebenbei erwähnt, keine Religion, sondern eine Methode, die einen gesunden Lebensstil fördert, die Selbstfürsorge und Selbstwertschätzung stärkt, für körperliche und mentale Ausgeglichenheit sorgt und einfach Spaß macht, weil sich Wohlbefinden einstellt. Und wer will das nicht?

Das Schöne ist, Yoga ist geeignet für alle und für jedes Alter. Sie können zu jedem Zeitpunkt Ihres Lebens beginnen, auch wenn Sie ein absoluter Anfänger sind. Denn: Yoga kennt kein Alter. Natürlich ersetzt das Buch keinen fachkundigen Unterricht und nicht den Besuch von Yoga-Kursen, aber ich hoffe, es weckt in Ihnen die Lust auf Yoga und die Erkenntnis, es gibt keinen besseren Zeitpunkt für den Start, den Wiedereinstieg oder die Intensivierung als jetzt.

Herzlich willkommen unter Yoga-FreundInnen!

Ihre Claudia Peters

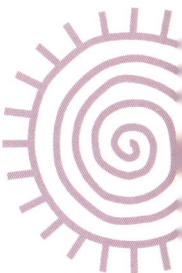

YOGA-GESTÄRKT

Die Werbung suggeriert, jede einzelne Falte unserer Gesichter müsse aufgepolstert werden, gefärbt die grauen Haare.
Ewige Jugend sollen wir vortäuschen.
Verleugnen, was wir sind.

Sagt nein, liebe 50+ -Schwestern und Brüder und lasst uns Yoga-gestärkt uns selber und einander akzeptieren, wie wir sind:
Wunderschön.
Erfahren.
Mit blitzenden Augen im Lachfältchenkranz.
Mit herrlich reifen Körperformen gelebten Lebens.

Maria Sassin

EINE PAUSE IST IMMER MÖGLICH

1 · Liegender Berg
Supta Tadasana mit Baddhanguliyasana

Nutzen:
streckt die Wirbelsäule
längt die Flanken und den Brustkorb
verbessert die Haltung
wirkt dem Schrumpfungsprozess im Alter entgegen

DIE INNERE ERFAHRUNG, NACH HAUSE ZU KOMMEN

Eine ganze Menge von Leuten schwören auf Yoga, sie lieben es mehr als alles andere. Es besteht aus einer eigenen Form von Bewusstheit und bietet zudem die Vorteile, dass es Verkümmerungen wieder rückgängig macht und dem Körper wieder seine Gestalt verleiht. Mit seinem Übungsprogramm stärkt und formt es das Skelett, aber auch das ganze Muskelsystem. Die Yogastellungen leiten den Energiefluss in den Körper und in die Seele. Wenn wir das Yoga als Zugang zu unserem Körperbewusstsein einsetzen, lehrt es uns alle möglichen Dinge. Wir lernen unseren eigenen Körper ganz von innen her kennen …
Wenn wir Yoga üben, lassen wir Spannung los, aber diese Spannungen sind gar nicht immer die Spannungen des Körpers, sie können auch im Herzen liegen, in der Seele oder auf der Ebene unserer Gefühle. Wenn wir diese Spannungen lösen, können wir mit uns selber in Kontakt kommen, und zwar auf einer sehr tiefen Ebene. Es ist wie die innere Erfahrung, nach Hause zu kommen.

Jon Kabat-Zinn (in einem Interview mit Bill Moyers)

FAZIT EINES YOGA-NEULINGS NACH EINEM 90 MINUTEN YOGA-KURS

Mein T-Shirt war nass, meine Knochen federleicht, und ich konnte mich an keine Sporteinlage in meinem Leben erinnern, nach der ich mich so unendlich fit, erfrischt und stark gefühlt habe wie nach dieser Yogastunde. Für gewöhnlich erfreue ich mich nach dem abendlichen Jogging immer an dem enormen Endorphinausstoß, aber dann stellt sich bei mir auch schnell eine Art Erschöpfung ein. Hier war es anders. Hier gab es Glücksgefühle ohne Schwere in den Gliedern. Ein komplett neues Körpergefühl. Und Kopfgefühl. Der Grips war klar wie nach drei Tagen Durchzug bei Windstärke zehn. Situationen, die mich vor der Stunde noch aufgeregt hatten, (…) wie all die Dinge, die ich erledigen musste, an die ich denken sollte und die so ungeordnet wie Flusen im Hirn herumschwirrten, das alles sah ich mit einem Mal viel gelassener, relativiert, mit einem beträchtlichen Abstand zu dem, was sie waren: ganz normaler, mir zu Kopf gestiegener Alltagswahnsinn. Nun herrschte dort oben Ruhe.(…) Mit dem Eindruck war klar, Yoga hatte sich nicht nur um die Teilnahme an meinem Leben beworben, es erhielt auch ganz ohne Handgeld den Zuschlag, es mir künftig zu erleichtern, zu entspannen, es mir bewusst schön zu machen. Der Tag hätte beginnen können, obwohl es Abend war. Ein besseres Zeichen gab es für mich nicht. Ich war „yoganized".

Christian Busemann

WAS ERWARTEST DU?

Der Arzt und Autor Deepak Chopra sagt, dass wir eine andere Vorstellung vom Alter brauchen. Wenn ich weiß, dass ich biologisch 130 Jahre alt werden kann, dann bin ich mit 65 erst in der Mitte meines Lebens. Das ist einer der zentralen Sätze seiner Geist-Körper-Medizin, dass die Erwartungen das Ergebnis bestimmen. „Wenn du erwartest, noch im hohen Alter bei Kräften zu sein, wirst du es sein."

DIE GEISTIGE KLARHEIT

basiert auf einem sauberen Dickdarm
und einer aufgerichteten Wirbelsäule.

Indisches Sprichwort

ANTI-AGING-GEHEIMNIS

Bekannte Persönlichkeiten wie der Geiger Yehudi Menuhin (1916–1999) haben bis ins hohe Alter Iyengar-Yoga praktiziert. Auch die Tochter des Fastenarztes Otto Buchinger, Maria Buchinger (1916–2010), hielt sich mit Yoga gesund und munter und sprach vom Yoga als ihrem „Anti-Aging-Geheimnis".

KOMME MIT DIR IN BEWEGUNG

Dein Körper ist voller Energie,
er freut sich auf Bewegung.
Ob Sonnenschein, ob Regen,
liebe das Wetter so wie es ist.
Geh auf deine Matte und dann:
Freu dich daran!

Annegret Großkinsky

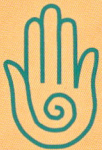

„Ist das Licht des Yoga einmal angezündet, verlischt es nie mehr. Je intensiver du übst, desto heller wird die Flamme leuchten", weiß der berühmte Yogalehrer B.K.S. Iyengar (1918–2014).

BRÜCKEN BAUEN – IM LEBEN UND AUF DER MATTE

2 · Gestützte Schulterbrücke
Setu Bandha Sarvangasana

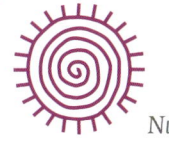

Nutzen:
öffnet den Brustkorb
verbessert die Atmung
stärkt das Immunsystem
allgemein regenerierende Wirkung nach Krankheiten

MIT HUMOR

Ein nicht mehr ganz so junger Mann hat zum ersten Mal eine Einzelstunde bei einer Yogalehrerin gebucht. Er betrachtet sich in der Vorwärtsbeuge in einem großen Spiegel. Plötzlich bricht es aus ihm heraus: „Ich bin ein Wrack. Mein Bauch ist so dick, dass ich kaum meine Knie berühren kann. Mein Rücken hat die Steifheit eines Brettes, auf meinem Kopf wird alles licht, und ich schnaufe schon, wenn ich mich einmal gebückt habe." Er dreht sich zur attraktiven Yogalehrerin und fleht: „Bitte sagt mir etwas Nettes über mich."
Diese überlegt einen Augenblick und antwortet freudestrahlend: „Ihr habt eine ganz vorzügliche Selbstwahrnehmung."

Verfasser unbekannt

1001 MÖGLICHKEIT

Wir brauchen nicht so fortzuleben,
wie wir gestern gelebt haben.
Machen wir uns von dieser Anschauung los,
tausend Möglichkeiten laden zu neuem Leben ein.

Christian Morgenstern

FÜR DIESEN TAG

Aufatmen
wenn alle eilen
Neue Perspektiven suchen
wenn alle Mauern bauen
Den Blick klären
trotz allen Alltagsnebels
Mich selbst lieben
wie verrückt

Ja, das vor allem:
wie verrückt mich selbst lieben
Nicht nur die anderen
sind der Liebe wert
Ich selbst bin es auch
Und wie!

Carola Vahldiek

Yoga ist eine lohnende Investition
in uns selber.
Denn wir selber sind unser
einziger Zugang, um am Leben
teilzuhaben.

Stephen R. Covey

RESONANZ

Das Praktizieren von Yoga
verleiht ein ausgeprägtes Gefühl
für Maß und Proportionen.
Auf unseren Körper bezogen
bedeutet dies, dass wir unser
wichtigstes Instrument zu spielen
und die größte Resonanz und
Harmonie daraus zu ziehen lernen.

Yehudi Menuhin

WICHTIGER TERMIN

Im vollen Terminkalender steht ein langer Besuch, auf den ich mich freue.
Voller Vorfreude schlüpfe ich in meinen blauen Lieblingspullover, pflücke
einen bunten Blumenstrauß. Eine Kerze brennt, köstlicher Tee duftet in
meiner Lieblingstasse. Vergessen ist die Zeit. Ich werde ruhig und entspannt.
Heute besuche ich mich selbst, bin ganz bei mir. Wie schön, dass ich zu Hause bin.

Maria Sassin

YOGA IST DIE BEGEGNUNG MIT DIR SELBST

Die Asanas im Yoga sind nicht nur körperliche Übungen.
Yoga ist nicht einfach eine Form von Gymnastik, die dich gesund hält.
Auch wenn es deiner Gesundheit und deinem Schlaf ohne Zweifel guttun wird.
Ebenso wenig ist Yoga ein Sport. Man kann es nicht vorführen und darin
wetteifern. Yoga ist die Begegnung mit dir selbst. Die Auseinandersetzung
mit dem, was steif und unbeweglich in dir ist. Mit allem, was „Nein" sagt.
Yoga ist auch kein Freizeitvergnügen, mit dem man herumspielen kann.
Yoga ist eine Lebensauffassung, und die Asanas sind nur ein Teil davon. Yoga
und seine Übungen sind eine kraftvolle Medizin. Insofern können sie heilen,
lindern, verwandeln. Aber sie können auch ebenso leicht Schaden anrichten
und verheerende Folgen haben. Sicherlich würdest du nicht einfach Strychnin
oder Arsen kaufen, um es „auszuprobieren", oder? Und genauso wenig kannst
du die Yogastellungen allein ausprobieren, nachdem du sie dir in diesem Buch
angeschaut hast. Mit anderen Worten: Du brauchst unbedingt einen Lehrer.
(…) Nicht nur einen Trainer. Körper und Seele sind eine Einheit.
Yoga wird sie beide verwandeln.

Frédérick Leboyer

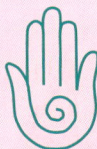

*„Bemühen wir uns um die Wurzel des Baumes,
werden Knospen sprießen und ihren Duft verströmen.
Bemühen wir uns um den Körper, duften Geist und Seele",
verspricht B.K.S. Iyengar.*

Friede beginnt damit,
dass sich jeder von uns
jeden Tag um seinen
Körper und seinen Geist
kümmert.

Thich Nhat Hanh

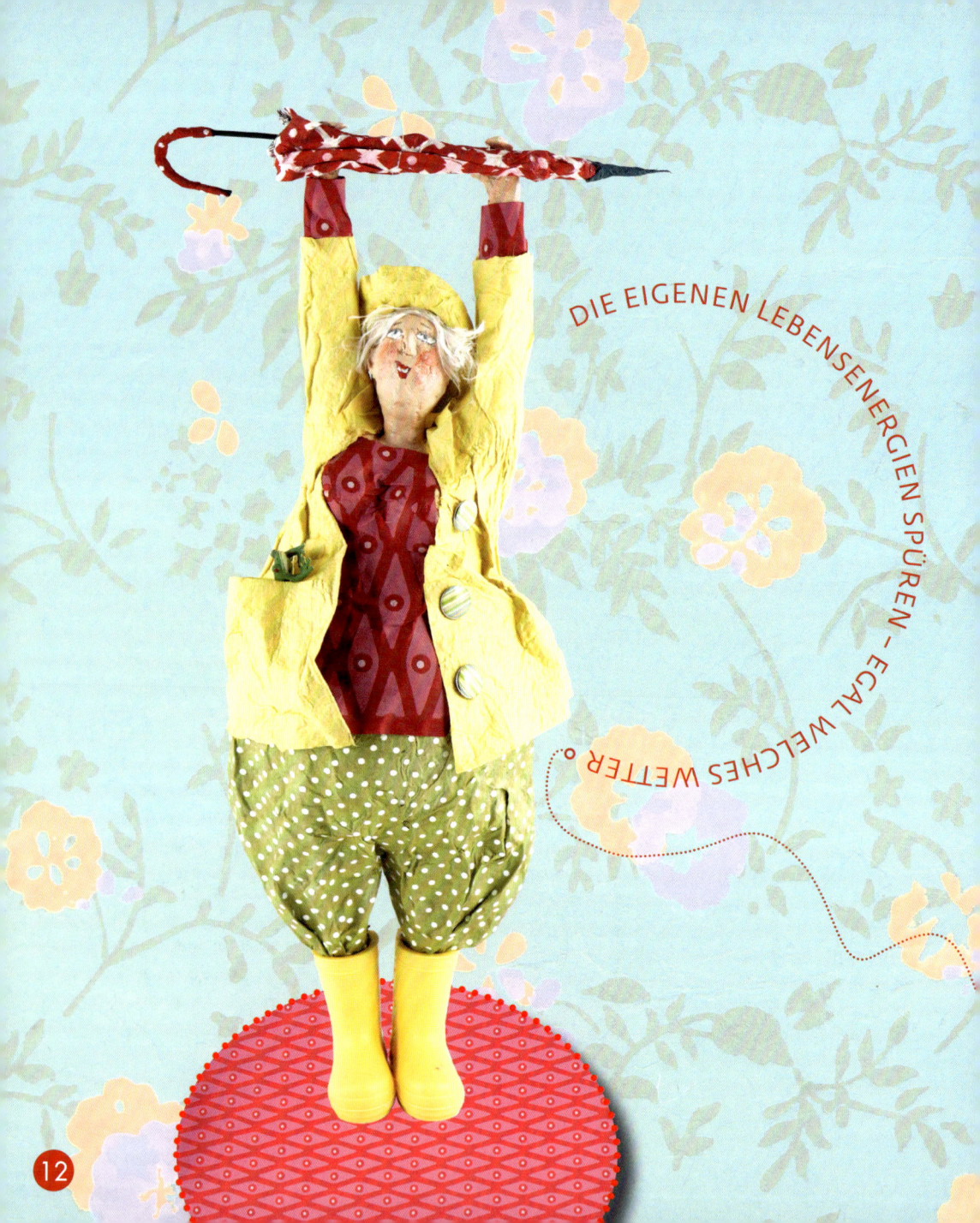

3 · Gehobene Hände in der stehenden Berghaltung

Urdhva Hastanasa in Tadasana

Nutzen:
mobilisiert die Schultern
regt den Kreislauf an
verstärkt die Aufwärtsstreckung des Rumpfes
hebt den inneren Körper
streckt und längt die Wirbelsäule
verbessert die Blutzirkulation

KOMM, WIR LEGEN LOS

Oh, wie peinlich. Nicht nur, dass ich hier in der Yoga-Gruppe die Neue bin und keine einzige Übung klappen mag außer der Totstellung am Ende (liegen kann ich ganz gut). Nein, jetzt habe ich auch noch ein Loch in der Socke. Alle werden es sehen. Da lacht schon die erste. Wusste ich's doch. Dann sagt sie: „Das ist mir auch schon passiert. Was hab ich mich geschämt. Da war ich auch noch ganz neu. Bestimmt denkst du, wir gucken jetzt alle ständig auf dein Sockenloch. So, wie du denkst, dass wir ständig darauf gucken, welche Probleme du mit den Asanas hast. Aber sei ganz beruhigt: Wir alle haben mal angefangen. Und wir sind bei den Übungen alle immer noch so beschäftigt mit uns selbst, dass wir gar keine Zeit haben, uns über andere lustig zu machen. Das ist ja gerade das Gute am Yoga: Der Kopf wird so intensiv mit dem eigenen Körper beschäftigt, dass alles andere verblasst und nach dem Kurs wie weggepustet ist. Endlich ist der Geist mal dort, wo der Körper ist: hier und jetzt. Dabei wirst du sogar das Loch in deiner Socke vergessen, glaube mir. Und wir alle auch. Komm. Wir legen los."

Carola Vahldiek

AUF DIE HALTUNG KOMMT ES AN

Der Nobelpreisträger für Physiologie und Medizin (1973) Nikolas Tinbergen betont, dass sich unsere Haltung auf den ganzen Körper auswirkt, nicht nur auf das Nervensystem und die Muskeln, die Gelenke, Bänder, Knochen und Nerven, sondern auch auf die Drüsen (Lymphdrüsen, Schilddrüse, Nebennieren usw.), das Herz und die Gefäße, den Blutkreislauf und den Atem. Alle Probleme dieser Systeme können in einen direkten Zusammenhang gebracht werden mit Problemen der Haltung. Yoga verhilft zu einer verbesserten Haltung. Worauf wartest du noch?

> Im Yoga geht es nicht darum, auf dem Kopf zu stehen, sondern fest auf den eigenen Beinen.
>
> *Kausthub Desikachar*

VERTIKALE

Ich strecke mich
Und werde groß
Und lasse meine Ängste los
Und alles was mich traurig macht
Ich strecke mich
Wär doch gelacht

Ich strecke mich
Und werde groß
Und lasse meine Kleinheit los
Und sammle Lust und Kraft und Mut –
Wisst ihr auch wie gut das tut?

Doris Bewernitz

YOGA IST EIN GESCHENK FÜR DAS ALTER

Geeta Iyengar, Tochter des berühmten, 2014 verstorbenen Yogalehrers B.K.S. Iyengar, sagt in ihrem Buch „Yoga für die Frau", dass Yoga ein Geschenk für das Alter ist. Wer sich im Alter Yoga widme, erlange nicht nur Gesundheit und Zufriedenheit, sondern auch Frische des Verstandes, er werde der Zukunft froh entgegensehen, anstatt der Vergangenheit nachzutrauern. Einsamkeitsgefühle und Nervosität, die Kummer und Traurigkeit heraufbeschwören, wirke Yoga entgegen. Es sei also nie zu spät, um damit anzufangen. Yoga, im Alter begonnen, sei wie eine Wiedergeburt und lasse uns dem Tod gelassen entgegensehen.

MIT FREUDE

Als Dona Holleman 1958 mit Yoga begann, betrachtete sie ihn als das beste und ausgefeilteste Hilfsmittel, um körperlich und physisch auf dem höchsten Niveau zu leben … Als sie über 50 war, ist ihr Yoga dann zur Lebenshilfe geworden. Sie sagt: „Mir ist inzwischen die Freude ganz wichtig geworden, und zwar innerhalb und außerhalb des Yoga. Ich benutze die positiven Wirkungen einer ausgeglichenen Yoga-Praxis, um mich am Wunder des Lebens und am Wunder der eigenen Möglichkeiten möglichst intensiv zu erfreuen."

Dona Holleman

DEIN HAUS

Du selbst bist dein Haus
mach es dir darin gemütlich
pflege dein Lieblingsplätzchen
kehre vor deiner Tür
sortiere die Dinge dahin
wo sie hingehören
lass dir keinen Schmutz hereintragen
lüfte sorgfältig
dass alles Abgestandene
hinausweht
schaffe Raum
damit du Platz hast
zum Tanzen
lass nur Menschen ein
die wirklich zu dir wollen

Hermine Geißler

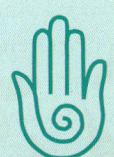

„Asana ist vollkommene Festigkeit des Körpers,
Stetigkeit der Intelligenz und Güte des Geistes."
B.K.S. Iyengar

YOGA GEHT (FAST) IMMER UND ÜBERALL

4 · Halbe Vorbeuge
Ardha Uttanasana

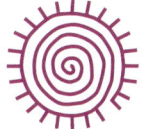

Nutzen:
wirkt einer in sich zusammengefallenen Haltung entgegen
längt die Wirbelsäule
schafft Raum zwischen den Bandscheiben
verlängert die Flanken
dehnt die Beinrückseiten
erdet

MEIN KÖRPER UND ICH

Manchmal sind wir keine Freunde
Mein Körper und ich
Sagen uns kein Willkommen
Reichen uns nicht die Hände

Manchmal verstecken wir uns
Mein Körper und ich
Trauen uns nicht über den Weg
Verlangen Unmögliches voneinander

Aber es gibt diese Tage
An denen wir uns was trauen
Mein Körper und ich
An denen wir uns begrüßen
Und staunen
Wie nah wir uns sind

Doris Bewernitz

Es ist nie zu spät.
Du bist nie zu alt oder
Zu krank, um noch einmal
Von vorne anzufangen.

Bikram Choudhury

FINDE DICH

Langsam hinein dehnen
in diesen Morgen, der ein Tag werden will.
Spüren, wo es Ängste, Widerstände,
alte Gebrechen und Enge gibt.
Achtsam ausdehnen,
was klein ist, aber nicht bleiben will.

Immer mehr durchatmen,
hin zu einer Freiheit,
zu der dich

der Himmel berufen hat.

Cornelia Elke Schray

ATEMPAUSE

Göttinnengleich
schwingt meine Seele
sich auf zum Olymp
staunend
mit weit
ausgebreiteten Flügeln
Leben ist
so wunderbar
so groß
zwischen zwei

Waschmaschinen.

Maria Sassin

DU KANNST KEINEN PREIS GEWINNEN

Das Schöne und Wohltuende beim Yogapraktizieren ist, dass du, im Gegensatz zum Sport oder vielen anderen Lebensbereichen, keinen Preis, keinen Pokal, keine Urkunde gewinnen kannst. Denn darum geht es auch gar nicht. Worum es geht? Nicht weiter, schneller, höher, besser sein müssen, sondern annehmen dürfen, was ist, im Wohl-wollen mit sich sein, in Liebe-volle Akzeptanz kommen. Ist das nicht wunderbar?

Claudia Peters

EIN LOB AUF DIE HILFSMITTEL

Insbesondere der Iyengar-Yoga arbeitet mit diversen Hilfsmitteln, durch die es auch Älteren, Steifen oder Erkrankten möglich ist, in Haltungen hineinzugelangen und von deren positiver Wirkung zu profitieren. Ein maßgeblicher Vorreiter für das therapeutische Yoga war der Inder B.K.S. Iyengar, dessen ausgeklügeltes Übungssystem mit zahlreichen Hilfsmitteln arbeitet, wie etwa Stühlen, Klötzen, Gurten, Seilen und Bolstern. Aber auch ganz gewöhnliche Alltagsgegenstände helfen, das Gleichgewicht zu unterstützen, den Körper auszurichten und zu dehnen, zu stärken und zu entspannen. Hilfsmittel sind Lehrer ohne Worte. Auf sehr direkte Weise wenden sie sich an die Intelligenz des Körpers. Und dank dieser direkten Vermittlung kann die Harmonie von Körper, Geist und Seele erfahren werden.

Claudia Peters

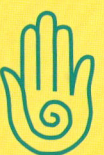

*„Wer mit Hilfsmitteln übt,
gewinnt wieder die Oberhand über seinen Körper",
verspricht B.K.S. Iyengar.*

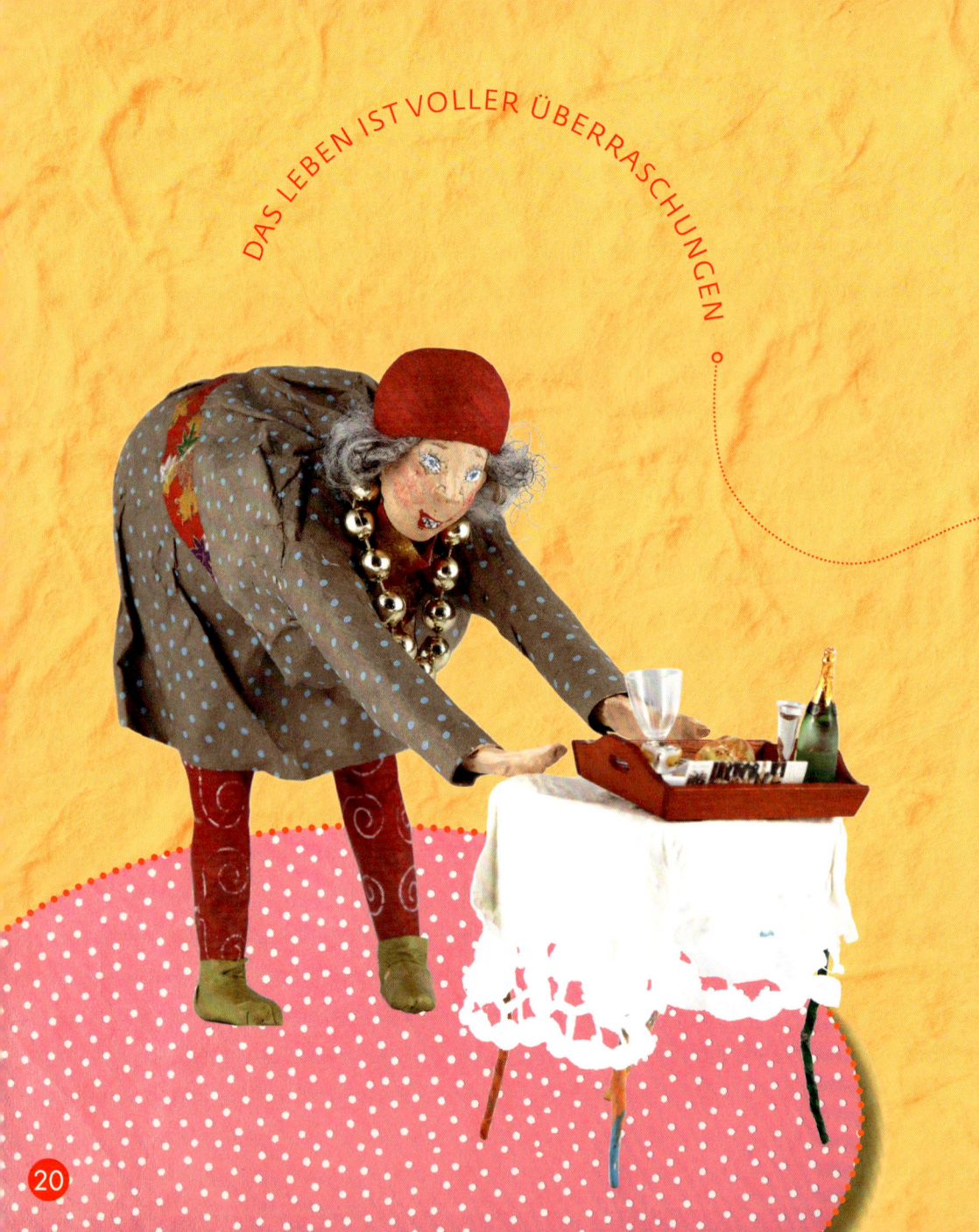

5 · Der nach unten schauende Hund schaut nach oben

Urdhva Mukha in Adho Mukha Svanasana

*Nutzen:
dehnt und streckt den ganzen Körper,
vermindert den runden Rücken
löst Spannungen im Nacken
stärkt Hände, Handgelenke, Arme und Schultern
verbindet die Wirkungen der Umkehrstellungen mit denen der Vorwärtsbeuge
sortiert die inneren Organe neu
verbessert die Durchblutung
gut gegen Osteoporose, die Knochen werden angeregt, ihr Kalzium nicht abzubauen
dehnt die Vorderseite des Brustkorbes und korrigiert die runden Schultern
und ist eine Wunderwaffe in der Menopause*

ANMUTIG ALT WERDEN

Die Absicht, das eigentliche Ziel, besteht darin, ganz in Fluss zu kommen, ganz und gar fließend und geschmeidig zu sein. So wollte ich sein, ich wollte alle Möglichkeiten meines Körpers ausschöpfen. Das bedeutet nicht, dass ich das Alter fürchte. Ich will nur in einer bestimmten Weise alt werden: Ich will anmutig alt werden. Ich möchte eine gute Körperhaltung haben. Ich möchte gesund und für meine Kinder ein gutes Beispiel sein.

Sting

JA, ICH WILL

Ich will mich annehmen, wie ich bin,
mit kurzen Beinen und Flecken im Gesicht,
mit Lachfalten, schwindender Taille
und weißen Haaren.

Ich will mich lieben, achten und ehren,
mir Gutes tun in Freud'
und ganz besonders im Leid.
Bis der Tod mich neu einkleidet
und umsiedelt,
in ein Haus aus Licht.

Ja, ich will mich
an mir freuen,
in Zeit und Ewigkeit.

Ich bin schön.

Cornelia Elke Schray

Lebe, als würdest du morgen sterben.
Lerne, als würdest du ewig leben.

Mahatma Gandhi

YOGA-REISE

Es knirscht und es wackelt
Es ziept und es knackelt
Mein Alter ist echt
Das Gleichgewicht schlecht
Doch ich geb' nicht auf
Ich komm schon noch drauf
Mein Körper wird's schaffen
Den Fisch und den Affen
Der Weg ist zwar weit
Doch ich hab' noch Zeit
Ich übe beharrlich
Dann knirscht's nur noch wenig
Jetzt ziept's nur noch leise
Ich bin auf der Reise

Carola Vahldiek

ALTER – EIN HINDERNIS?

Wer behauptet, Alter sei ein Hindernis, um Yoga zu praktizieren, sucht nur nach einer Entschuldigung für seine Faulheit, stellte die Yogalehrerin Vanda Scaravelli (1908–1999) dazu einmal lakonisch fest. Sie war selbst Schülerin von B.K.S. Iyengar und Desikachar und praktizierte bis ins hohe Alter Yoga.

IN DEINEM ELEMENT

Mögest dich erden, neue Wege beschreiten, mit nackten Füßen
und klopfendem Herzen dir selbst treu auf der Spur bleiben

Mögest eintauchen in das wundersame Wasser des Lebens oder
zumindest bewässern, was durstig ist in dir und verdorrt

Mögest lüften deinen Gedankenkasten, mit frischem Wind aufschütteln,
was muffig geworden ist, und rütteln an sinnlosen Gewohnheiten

Mögest befeuern deinen Mut, deine Zuversicht, und kräftig schüren
deine Ideen zur reinigenden Umgestaltung des Inneren wie des Äußeren

Mögest dein eigenes Thema finden, deine Lebensmelodie, deine Bestimmung
und ganz du selbst sein … in deinem Element

Angelika Wolff

Nicht weil es schwer ist,
wagen wir es nicht,
sondern weil wir es nicht
wagen, ist es schwer.

Seneca

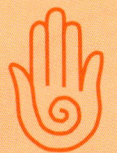

„*Yoga besteht zu einem Prozent
aus Theorie und zu 99 Prozent
aus Praxis und Erfahrung.*"

Patthabi Jois (bekannter Yogalehrer, 1914–2009)

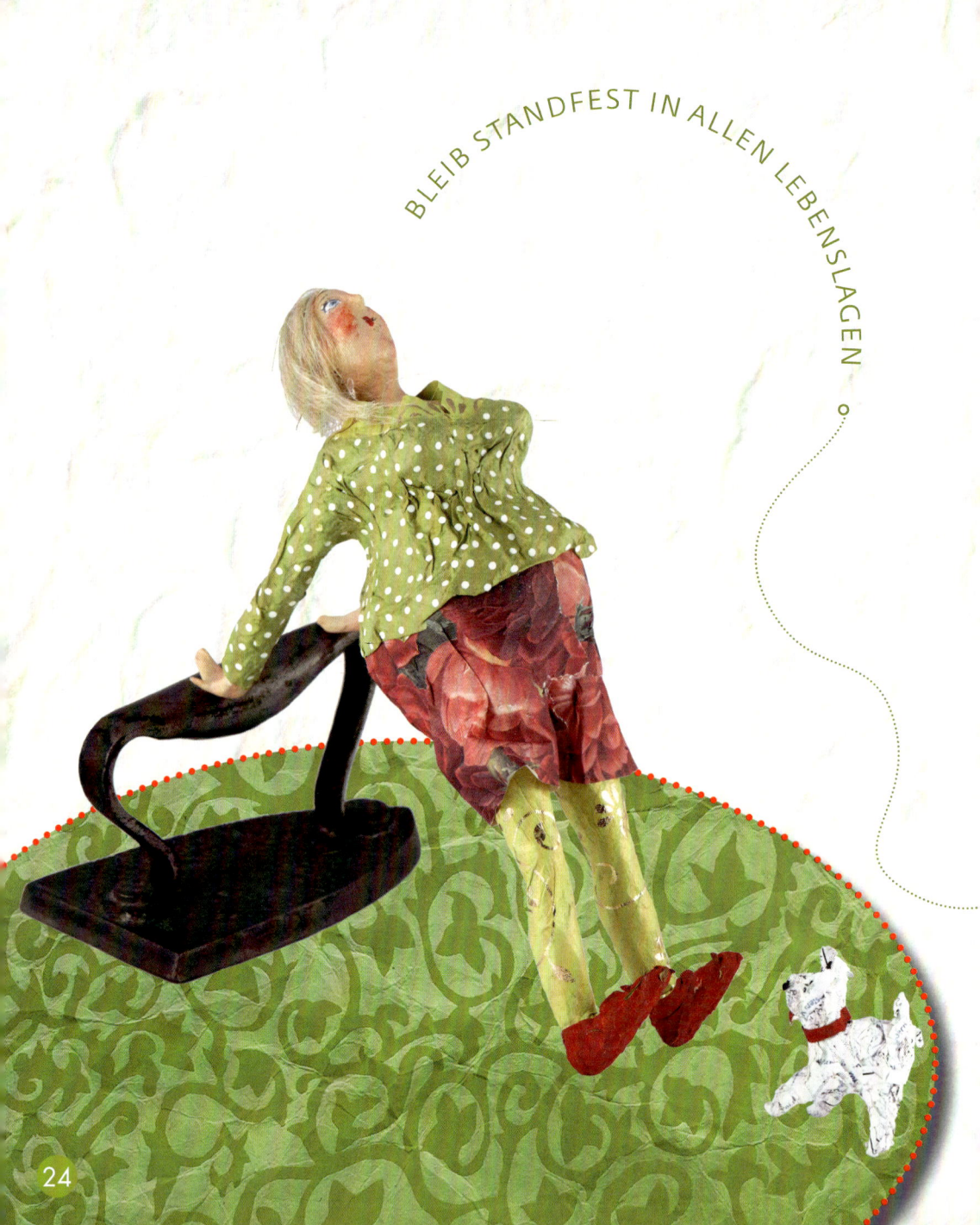

6 · Aufrechte Bretthaltung
Salamba Purvottanasana

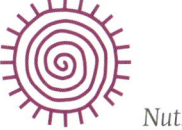

Nutzen:
öffnet intensiv den Schulter- und Brustraum
kräftigt die Armmuskulatur
dehnt die gesamte Vorderseite des Körpers
stärkt Hand- und Fußgelenke
entwickelt Willenskraft und hilft,
sich aus alten Gewohnheiten zu lösen
aktiviert die Lebensenergie

RAUM

Ganz schön viel Platz
Brauche ich
Wenn ich mich bewege
Raum für Arme und Beine
Und für den Kopf
Und den ganzen Körper
Und darüber hinaus
So viel Raum
Vielleicht zu viel?

Gewohnt mich einzuengen
Wage ich stückweise
Die Ausdehnung
Und staune
Dass er tatsächlich da ist
Der Raum
Für mich
Wirklich da

Doris Bewernitz

Der Zug der Schwerkraft unter unseren Füßen macht es uns möglich, den oberen Teil der Wirbelsäule zu verlängern, und diese Erweiterung ermöglicht es uns auch, zwischen den Wirbeln zu lösen. Die Schwerkraft ist wie ein Magnet, der uns auf die Erde zieht, aber diese Anziehungskraft beschränkt sich nicht darauf, uns hinzusetzen, es erlaubt uns auch, in die entgegengesetzte Richtung zum Himmel zu strecken.

Vanda Scavarelli

SOBALD SIE MIT YOGA BEGONNEN HABEN, GEHT ES AUFWÄRTS

Ich denke, was die Menschen im Zusammenhang mit dem Alter am meisten fürchten, sind die Schmerzen und Krankheiten oder an einen Rollstuhl gefesselt zu sein, eine Last für einen selber und für die anderen. Ich selber und viele andere haben bewiesen, dass das Alter nicht so aussehen muss – wenn wir die Gesetze der Natur beachten, uns gut ernähren, üben und eine positive Lebenshaltung pflegen. Ich bin nun 80, und falls ich mein Buch noch einmal zu schreiben hätte, würde ich noch mehr für das Yoga einstehen und für frische Gemüsesäfte. Es machen sich sofort Spuren von alten Krankheiten bemerkbar, wenn ich mich nicht benehme und nicht täglich übe, um alles beweglich und instand zu halten. Es ist ein Wunder, wozu der menschliche Körper fähig ist, wenn wir ihm auch nur eine halbe Chance geben.

Die Weisheit des Körpers – er versteht es, Alarm zu schlagen, Energie aufzuladen, Reparaturen zu verrichten, die Muskeln zu stärken, Schläge zu heilen, einen gebrochenen Knochen zusammenwachsen zu lassen – lässt den besten Computer steinalt aussehen.

Sobald Sie mit Yoga begonnen haben, geht es aufwärts. Schämen Sie sich nicht, falls der Anfang bescheiden ist, beginnen Sie! Und lassen Sie sich nicht entmutigen, falls etwas Dringendes Sie daran hindert, das ganze Programm durchzuziehen. Halten Sie sich an den Satz meines Yoga-Lehrers: Fahren Sie am nächsten Tag dort weiter, wo Sie aufgehört haben.

Und sollten Sie einmal versucht sein, aufzugeben, denken Sie über die Alternative nach. Mein Schwiegersohn formuliert sie etwas ironisch: „Auf dem Hügel lebt es sich besser als unter dem Hügel."

Robert Whiteside

PROBIER'S

Raum einnehmen dürfen im Raum
sich nicht klein machen oder verstecken –
erweckt neue Lebensfreude.

FARBTUPFER

In das triste Grau
allzu hektischen Alltags
streut feengleich
Yoga
mit ruhiger Hand
lustige Farbtupfen –
und in meiner Seele
sprießen Frühlingsblumen.

Maria Sassin

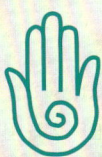

„Übe dich im Yoga mit tiefer Konzentration und Achtsamkeit,
so dass sich deine Bewegung mit dem Atem verbindet
und Atem und Bewegung eins werden",
empfiehlt B.K.S. Iyengar.

SICH DEM LEBEN ÖFFNEN MIT HAUT UND HAAREN

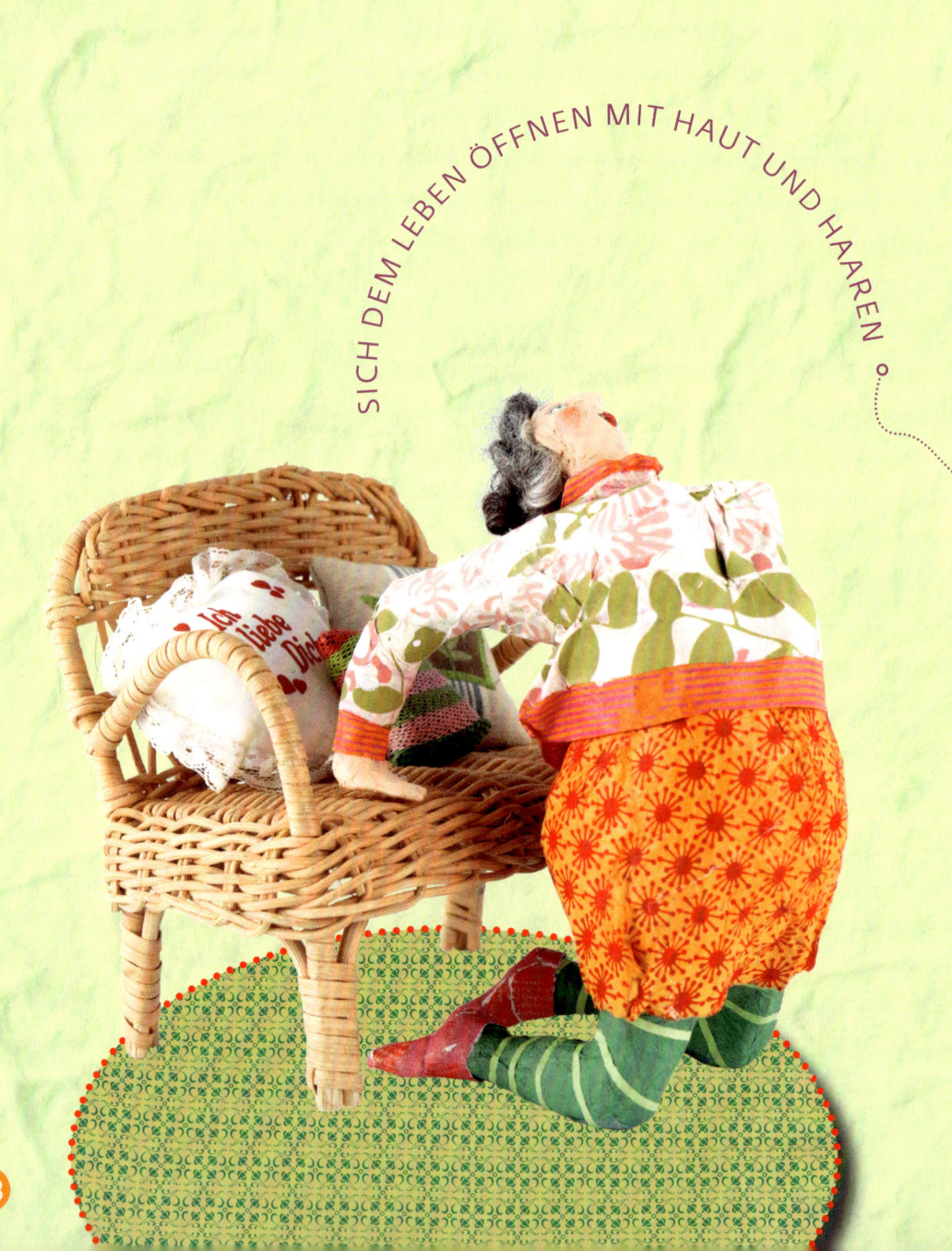

7 · Kamel
Ustrasana

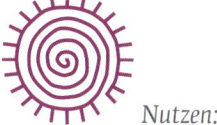

Nutzen:
stärkt den Rücken und die Wirbelsäule
weitet den Brustkorb, die Schultern, Herz und Lunge
belebt den Kreislauf
macht gute Laune

BEHANDELN SIE MICH NICHT WIE EINE ALTE DAME!

… verbat eine 78-jährige Yoga-Schülerin ihrem Lehrer. Besser kann man es nicht ausdrücken, dass ältere Menschen nicht mit Betulichkeit und mangelnder Ernsthaftigkeit behandelt werden wollen. Vielleicht geht Alter mit der ein oder anderen Einschränkung daher. Aber kein Mensch ist zu alt zum Neuanfangen, zum Lernen, zum Experimentieren, zum Erfahrungen sammeln, zum Weiten von allen Poren seines Körpers. So unterrichtete B.K.S. Iyengar die belgische Königinmutter im Alter von sage und schreibe 84 Jahren. Obwohl diese an Zittrigkeit litt, übte sie mit Beharrlichkeit, Geduld und Ausdauer noch weitere acht Jahre den Kopfstand.

Hatha-Yoga ist eine schützende Zuflucht für Menschen, die von allen möglichen Schmerzen heimgesucht werden. Wer sich auf die Praxis jeglicher Art von Yoga einlässt, für den ist das Hatha-Yoga wie die Schildkröte, die die Welt trägt.

Hatha Yoga Pradipika

ZUM UMGANG MIT SCHMERZEN

B.K.S. Iyengar soll die Wahrnehmung von Schmerzen im Körper einmal verglichen haben mit dem Hören der Haustürklingel. Wenn sie ertönt, so meinte er, überhörst du sie ja auch nicht, gehst hin und öffnest. So ist es auch mit dem Umgang mit Schmerzen. Der Körper bimmelt und ruft nach Aufmerksamkeit. Überhöre dieses Signal nicht, sondern schau hin, hör hinein, widme dich ihm und schenke ihm Zuwendung, Wohlwollen und liebevollen Respekt.

WARNUNG

Als ich mich selbst zu lieben begann, konnte ich erkennen, dass emotionaler Schmerz und Leid nur Warnung für mich sind, gegen meine eigene Wahrheit zu leben. Heute weiß ich, das nennt man authentisch sein.

Sir Charles Chaplin (1889–1977)

JETZT

Auf der Matte bleiben
auch wenn es zwickt
hier und da
auch wenn es zwackt
Geduld atmen
in die verknoteten
verhärteten Gedanken
immer wieder
Geduld
und dem Schmerz
nicht
das letzte Wort lassen

Isabella Schneider

Bewegung schmerzt,
aber nicht bewegen zerstört.

Mary Pullig Schatz
(Ärztin über ein Yoga-Arthritisprogramm)

ICH LIEBE IHN

ich liebe ihn
meinen vielseitigen
wunderbaren
einzigartigen
körper

ich staune
wenn ich mich damit beschäftige
was er alles kann
was er selbstständig regelt
wie sensibel er reagiert
ich bin dankbar
dass er meistens
so gut mitmacht
sich immer wieder
regeneriert
ich mich weitgehend
auf ihn verlassen kann

ich lerne
ihn zu lieben
mit seinen fehlern
seinen einbrüchen
seinem alterungsprozess
und liebe ihn damit
noch mehr

Beate Schlumberger

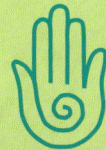

B.K.S. Iyengar schenkt Hoffnung: „Wer sich im Yoga übt, wird von Schmerz und Kummer befreit, er lebt sein Leben in ganzer Fülle und echter Freude."

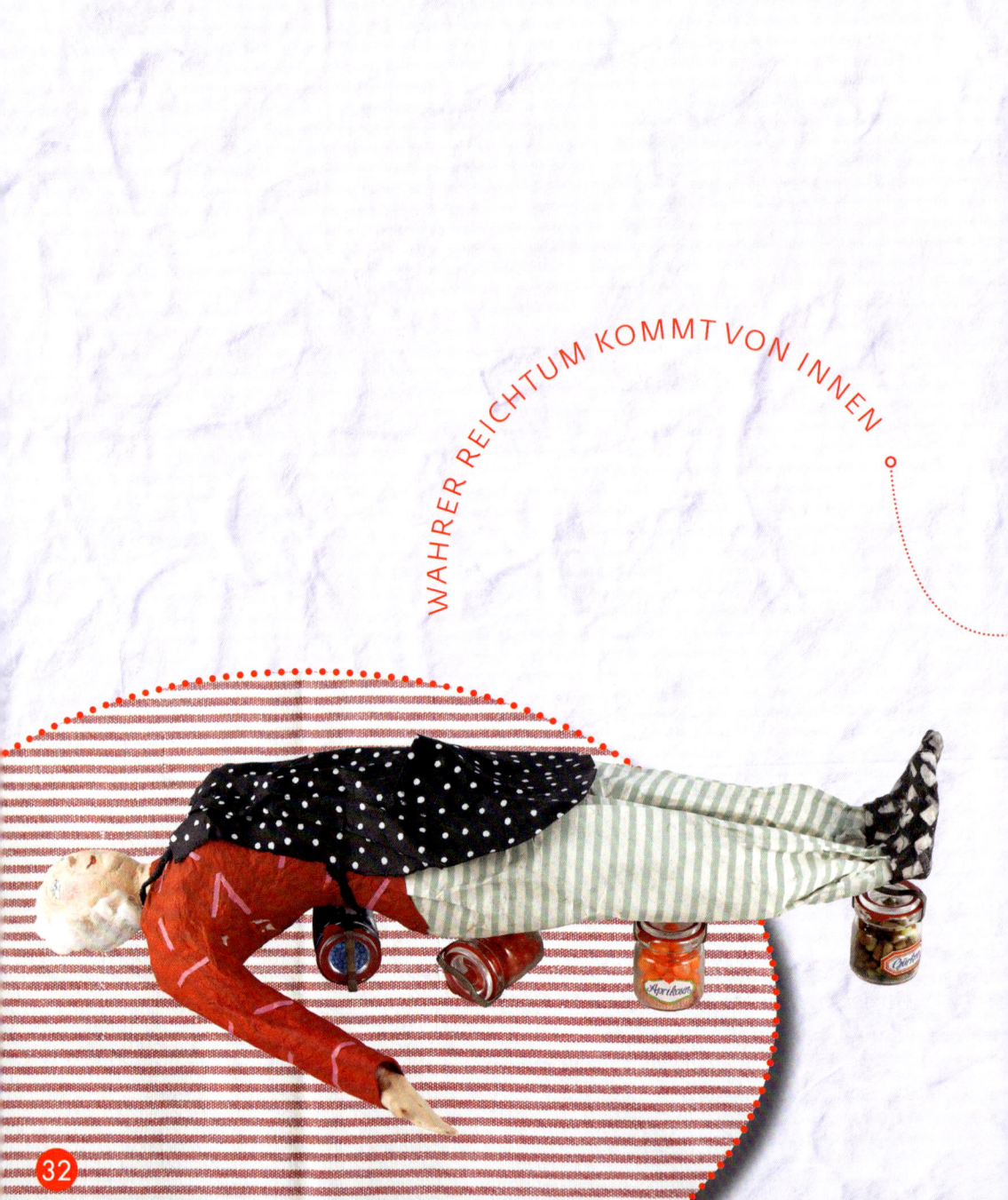

8 · Gestützte Brücke
Gestütztes Setu Bandha Sarvangasana

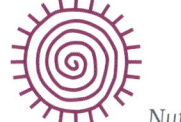

Nutzen:
stärkt das Immunsystem
öffnet Lunge und Herz
dehnt Brust, Hals, Rücken und Hüfte
verbessert die Blutzirkulation
fördert die Verdauung
beruhigt Geist und Nerven
erfrischt und gibt neue Energie
macht fröhlich

WEG NACH INNEN

Wer den Weg nach innen fand,
Wer in glühendem Sichversenken
Je der Weisheit Kern geahnt,
Dass sein Sinn sich Gott und Welt
Nur als Bild und Gleichnis wähle:
Ihm wird jedes Tun und Denken
Zwiegespräch mit seiner Seele,
Welche Welt und Gott enthält.

Hermann Hesse

Yoga ist die Reise des Selbst,
durch sich selbst,
zu sich selbst.

Auszug aus der Bhagavad Gita

Genau genommen leben sehr wenige Menschen in der Gegenwart. Die meisten bereiten sich darauf vor, demnächst zu leben.

Jonathan Swift (1667–1745)

VERABREDUNG AN DER TANKSTELLE

„Du seufzt doch immer darüber, dass du so viele Termine hast", sagt meine Freundin. „Warum machst du dann auch noch jeden Tag Yoga? Ruh dich doch mal aus!" Sie legt mir ihre Hand auf den Arm. Ich lache. „Es wird wirklich Zeit, dass du es auch mal ausprobierst." – „Nee, echt nicht", sagt sie. „Ich mache zwar nicht so viel wie du, aber mir reicht es schon. Jetzt auch noch Yoga! Nein, das schaffe ich nicht." – „Siehst du, so habe ich auch mal gedacht", erwidere ich. „Und dann habe ich es ausprobiert." – „Ja, und seitdem hast du auch noch deine Yoga-Zeiten – zusätzlich zu allem anderen." Ich lächele. „Und seitdem geht es mir besser. Jeden Tag habe ich – und seien es nur zehn Minuten – eine Verabredung mit mir selbst. Mit meinem Körper, meinem Geist und meiner Seele."
– „Pfff", macht meine Freundin nur. „Als würdest du sonst ohne deinen Körper unterwegs sein. Oder ohne deinen Geist?" Sie grinst. Aber ich nicke. „Genau. Mein Geist ist meist schon irgendwo in der Zukunft, während Körper und Seele hinter ihm her stolpern. Wenn ich Yoga mache, treffen sie sich wieder. Und das tut allen dreien gut."
Meine Freundin verdreht nur die Augen. Ich muss schon wieder lachen. „Was macht dein Auto?", frage ich sie. „Was soll das denn jetzt?", fragt sie breit grinsend. „Du weißt doch, dass es schon in die Jahre gekommen ist. Aber ich pflege es halt gut. Dann brauche ich nur noch zu tanken, und es läuft. Ich hänge mittlerweile auch ganz schön an der alten Kiste." – „Siehst du", sage ich und klopfe mir vielsagend selbst auf die Schulter. „Ich an meiner auch. Und deswegen fahre ich regelmäßig zur Tankstelle und sehe immer wieder nach, ob mit ihr noch alles in Ordnung ist. Je mehr sie leisten muss, desto häufiger fahre ich tanken." Meine Freundin verdreht die Augen. „Bist du jetzt wirklich ohne deinen Geist unterwegs? Du hast doch gar kein Auto!" – „Nein", sage ich, „aber ich bin selbst schon eine alte Kiste. Nicht mehr die Jüngste. Hier und da eine Roststelle, und ein paar Beulen und Dellen habe ich auch schon. Die Kanten sind abgenutzt, und es fehlt ein wenig Spannung. Ich muss gut für mich sorgen und regelmäßig tanken. Auftanken. Beim Yoga. Da schaue ich dann auch immer gleich nach, ob noch alles gut zusammenspielt. Benzin brauche ich nicht, aber frische Energie.

Wenn ich mich matt fühle. Am besten noch: bevor ich mich matt fühle. Und die tanke ich beim Yoga. Yoga ist mein täglicher Tankstopp."
Meine Freundin sieht mir in die Augen. „Du meinst das ehrlich, oder?", fragt sie. Ich nicke. „Vielleicht", sagt sie zögernd, während sie aus dem Fenster auf die gerade ergründende knorrig-alte Eiche guckt, „vielleicht sollte ich es doch mal ausprobieren."

Carola Vahldiek

HARMONISIERT

Körper und Geist,
ungleiches Gespann
vor dem Wagen des Lebens.

Der weise Kutscher Yoga
gibt dem einen Hafer,
dem anderen Baldrian.

So bringen sie gleichen Schrittes
das Ich in den Hafen des Selbst.

Maria Sassin

Das Einzige, worauf es ankommt, ist,
dass wir darum ringen, dass Liebe in uns sei.
Das Ringen fühlt einer dem anderen an,
und wo Licht im Menschen ist,
scheint es aus ihm heraus.

Albert Schweitzer

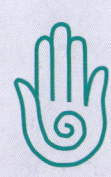

„Yoga ist jedem ein Freund, der sich ihm aufrichtig und ohne Vorbehalte zuwendet", ermutigt B.K.S. Iyengar.

UMSICHT – RÜCKSICHT – WEITSICHT – MACHT GLÜCKLICH

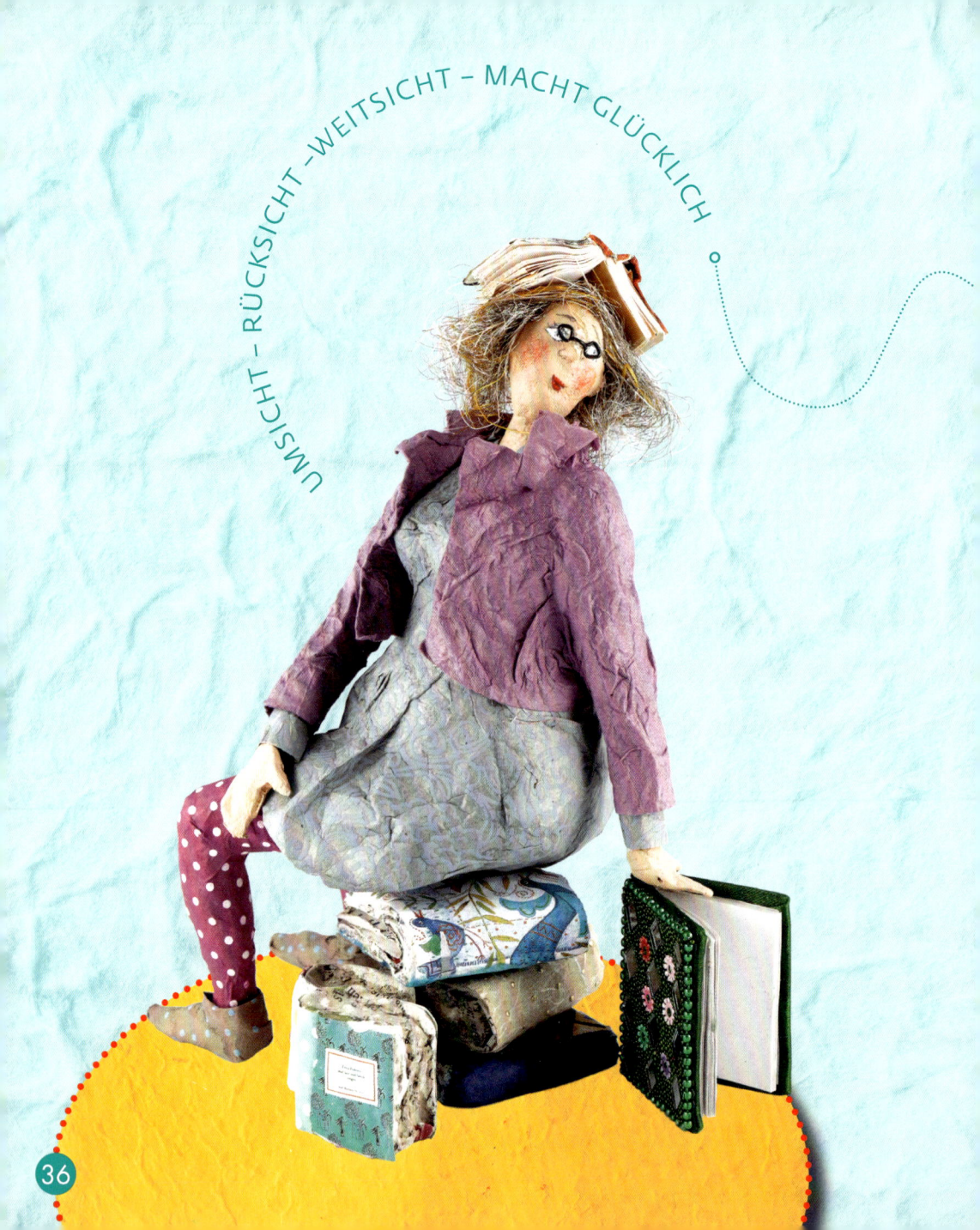

9 · Drehsitz
Bharadvajasana

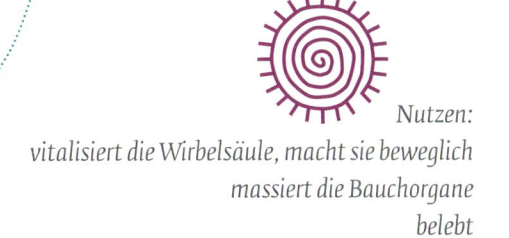

Nutzen:
vitalisiert die Wirbelsäule, macht sie beweglich
massiert die Bauchorgane
belebt

DEN BLICK WEITEN

Den Blick weiten
Dass mehr Leben hineinpasst
Die Lunge weiten
Dass mehr Atem hineinpasst
Den Brustkorb weiten
Dass mehr Herz hineinpasst
Die Arme weiten
Dass mehr Liebe hineinpasst
Die Schritte weiten
Dass mehr Freiheit hineinpasst
Den Himmel weiten
Dass mehr Lachen hineinpasst
Die Zeit weiten
Dass mehr Raum hineinpasst
Dich selbst weiten
Dass mehr Leben hineinpasst

Carola Vahldiek

LEICHTER LEBEN

Loslassen,
freihändig leben.

Damit,
wenn es vorbei kommt,
das Glück,

du es
mit offenen Armen
empfangen kannst.

Tina Willms

Yoga ist das Zur-Ruhe-Bringen
der Bewegungen im Geist.

Der Weise Patanjali

EINE MINUTE

Man ahnt nicht
wie lang eine Minute sein kann:
wie viel Amsellied hineinpasst
wie viel Duft frischgemähter Wiesen
wie viel Umarmung hineinpasst
und wie viel tiefes Atmen
wie viel Sonnenlicht deine Haut wärmen kann
und wie viele Sterne deinen Augen zwinkern
wie viel unbeschwertes Kichern
wie viele Schmetterlingsflügelschläge
wie viele liebevolle Gedanken
wie viel Mut

Eine Minute
Ich möchte sie
viel häufiger
bewusst leben

Carola Vahldiek

Nimm dir täglich Zeit, ruhig dazusitzen und den Dingen zu lauschen. Achte auf die Melodie des Lebens, die in dir schwingt. Glaube an die Kraft eines freizügigen Herzens. Halte deinen Körper aufrecht, atme tief und entspannt, dann kann deine Lebensenergie fließen.

Gautama Buddha

MEHR GELASSENHEIT DURCH YOGA

Der Regisseur Luc Perceval antwortet in einem Interview auf die Frage, ob Yoga uns mehr Gelassenheit im Umgang mit politischen und anderen Krisen lehren könnte: „Ich kann nur aus meiner Erfahrung sprechen. Was mich das Yoga gelehrt hat, ist auszuatmen und Vertrauen in mich selbst und meine Mitmenschen zu haben. Von Yoga kannst du lernen, im Moment der Krise auszuatmen, um mit dem umzugehen, was tatsächlich ist, und nicht mit den Angstfantasien deiner destruktiven Vorstellungskraft. Wir Menschen haben noch immer das Gehirn von Höhlenbewohnern, die ständig von allen möglichen Gefahren umzingelt waren. Wir leben aber im Jahre 2017, und viel hat sich verbessert. Wir leben länger, es gibt bessere hygienische Bedingungen, wir können Schulen besuchen und uns entwickeln. Statt Vertrauen zu haben, befassen wir uns aber dennoch fortwährend mit unseren Ängsten. Yoga ist etwas, das in dieser Hinsicht eine ganz konkrete Hilfe sein kann und dem Menschen Vertrauen ins Leben schenkt." (Luc Perceval)

GUT GEPOLT

Yoga ist
wie das Wunder des Magnetismus:
wild umherfliegende Gedankensplitter,
Stücke meines Seinspuzzles,
ordnen sich
auf wunderbare Weise,
ausgerichtet auf den Pol,
der mein innerstes Selbst ist.

Maria Sassin

B.K.S. Iyengar formuliert es so:
„*Yoga ist in die Tiefe des menschlichen Seins eintauchen.*"

DAS LEBEN IST EINE RUNDE SACHE

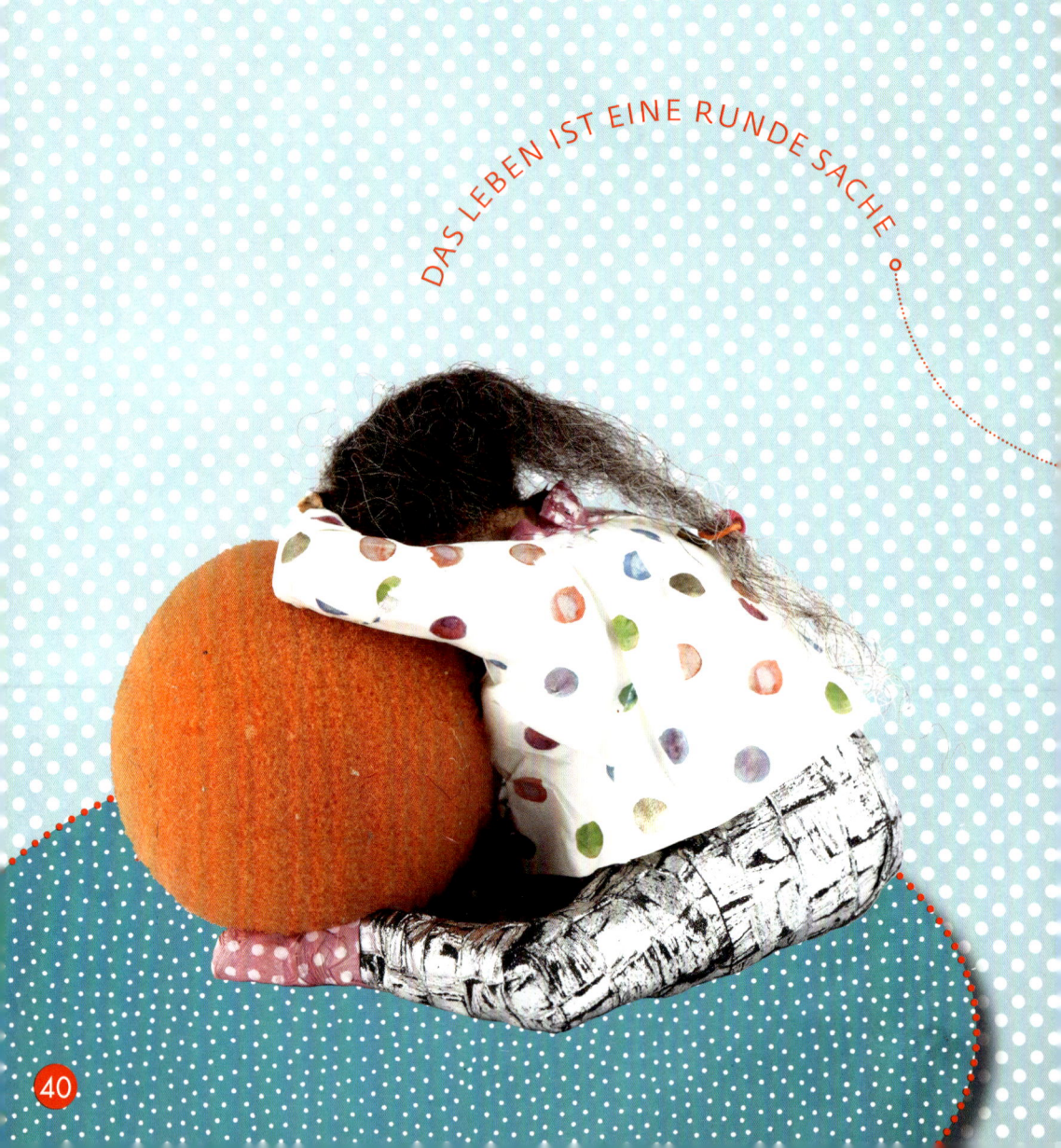

10 • Gestützter Winkel
Baddha Konasana gestützt

Nutzen:
öffnet die Leisten und Hüften
stärkt die Nieren, die Blase, die Gebärmutter, die Organe des unteren Bauchraums
fördert die Durchblutung des Bauch- und Beckenraums
die Vorwärtsbeuge beruhigt den Geist und das Nervensystem
fördert die innere Haltung der Hingabe

EINFACH GUT

Es ist nicht nur, weil ich mir etwas Gutes tun will. Ich muss mich nicht zwingen zum Yoga. Im Gegenteil: Ich lechze danach. Wie gut tut es, sich zu dehnen und zu strecken wie eine Katze nach dem Aufwachen, mich selbst wieder zu spüren, alle Verhärtungen sanft wegzubewegen, mir neue Räume zu erschließen und neue Möglichkeiten. Drehen und Wenden, bis die schlappen Knochen wieder geschmeidig werden. Den Geist mit Atmen und dem Körper beschäftigen, bis er sich ganz mit dem Moment verbindet und Ärger von gestern genauso vergisst wie Sorgen um das Morgen. Wenn der Kopf leer wird und der Körper sich füllt mit Sauerstoff und Wärme, dann fühle ich mich wie Frühling nach dem Winter und Wasser nach der Wüste.

Carola Vahldiek

PAUSEN

Nimm die Pausen
wie sie kommen
musst du warten
lass dich sonnen
von geschenkter
stiller Zeit
schließ die Augen
mach dich weit

Nimm die Pausen
auch die kleinen
steige aus
lass dich bescheinen
von des Raums
Unendlichkeit
atme tiefer
mach dich weit

Nimm die Pausen
zum Verweilen
nichts ist wichtig
nichts muss eilen
wenn du etwas
hast – dann Zeit
komme zu dir
mach dich weit

Doris Bewernitz

NUR IM SCHWEIGEN

Nur im Schweigen
entstehen die neuen Gedanken.
Wenn wir unseren Geist mit zu vielen
Zertreuungen unterhalten,
wird es zum Rührei.

Die über 100jährige Beatrice Wood

Heute
verzichte ich darauf
wichtig zu sein.

Ich setze mich
in den Schatten
und lass geschehen.

Noch zappeln die Finger,
die Gedanken kreisen um mich
und meine Aufgaben.

Nach und nach
werden die Arme schwer,
der Atem beruhigt sich und mich.

Nur schauen. Nur sein.
Lichtflecken tanzen über das Gras,
ein Gänseblümchen zwinkert mir zu.

Kleine Meisen lernen fliegen.
Der Wind streicht mir übers Gesicht,
ein Schmetterling spürt mich auf.

Wenn ich still werde,
kommen Gott und die Welt
zu mir.

Tina Willms

*„Mit Yoga lässt sich das Chaos widerstreitenden Gedanken besänftigen",
lehrt B.K.S. Iyengar.*

Was du suchst, ist in dir!
Du siehst es nur nicht und klopfst
wie ein Bettler an fremden Türen.

Ernst Schönwiese

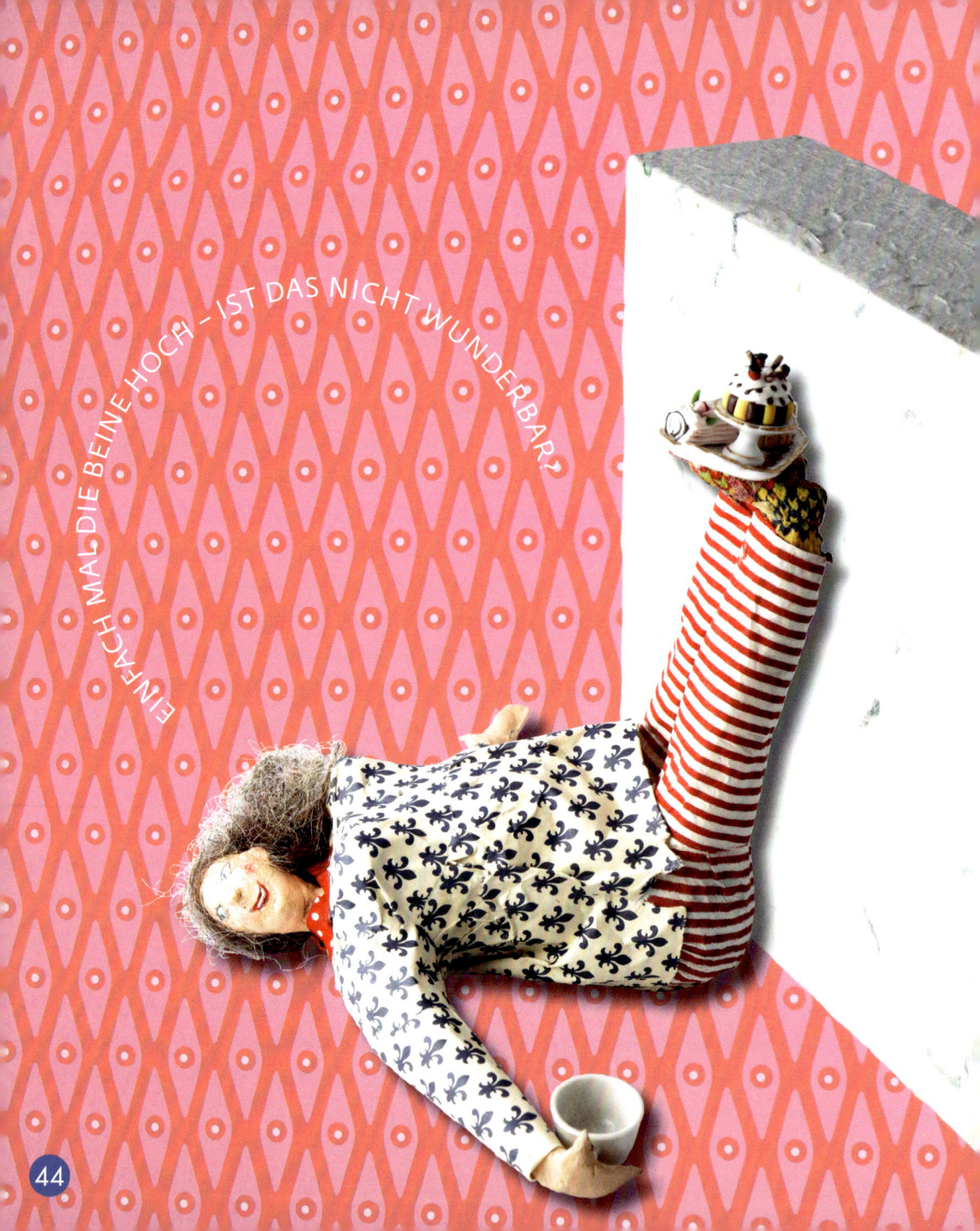

EINFACH MAL DIE BEINE HOCH – IST DAS NICHT WUNDERBAR?

11 · *Beine hoch*
Viparita Karani

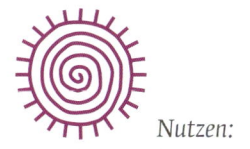

Nutzen:
unterstützt den Heilungsverlauf bei organischen Beschwerden
hilft als passive Haltung bei Erschöpfungszuständen
öffnet den Brustkorb
als Umkehrhaltung hilft es bei Venenschwäche
verschafft Erleichterung bei Krampfadern
die Aufhebung der gewohnten Schwerkraft hilft bei Verstopfung
hilft loszulassen
verlangsamt den Puls
entspannt den Muskeltonus

BEIM YOGA

Ich schwanke und wackle
Frage mich, wie ich es schaffe
Einen einzigen Tag aufrecht zu gehen
Bei den Gleichgewichtsschwierigkeiten
Die sich hier gerade offenbaren

Alle Synapsen und Zellen
Brauche ich für die Konzentration
Nur nicht umzufallen
Wie sehne ich das Ende der Übung herbei –
Bis ich mich plötzlich ganz und gar
Warm fühle innen und außen
Und bemerke, dass alle Sorgen
Verschwunden sind wie von Zauberhand

Die Leere im Kopf
Füllt sich unvermittelt
Mit kicherndem Glück

Habe ich das immer in mir
Und bemerke es nur nicht
Übertönt von
Sorgen und Kopfzerbrechen?

Das werde ich in Zukunft
Genauer beobachten
Und am besten
So stelle ich fest
Geht dies beim Yoga

Carola Vahldiek

DIE REISE NACH INNEN

Ich sitze hier vor dir, Herr, aufrecht und entspannt, mit geradem Rückgrat. Ich lasse mein Gewicht senkrecht durch meinen Körper hinuntersinken auf den Boden, auf dem ich sitze.
Ich halte meinen Geist fest in meinem Körper. Ich widerstehe seinem Drang, aus dem Fenster zu entweichen, an jedem anderen Ort zu sein als an diesem hier, in der Zeit nach vorn und hinten auszuweichen, um der Gegenwart zu entkommen. Sanft und fest halte ich meinen Geist dort, wo mein Körper ist, hier in diesem Raum.
In diesem gegenwärtigen Augenblick lasse ich alle meine Pläne, Sorgen und Ängste los. Ich lege sie jetzt in deine Hände, Herr. Ich lockere den Griff, mit dem ich sie halte, und lasse sie Dir. Für den Augenblick überlasse ich sie Dir. Ich warte auf Dich – erwartungsvoll. – Du kommst auf mich zu. Ich lasse mich von Dir tragen.
Ich beginne die Reise nach innen. Ich reise in mich hinein, zum innersten Kern meines Seins, wo Du wohnst. An diesem Punkt meines Wesens bist Du immer schon vor mir da, schaffst, belebst, stärkst ohne Unterlass meine ganze Person.
Und nun öffne ich meine Augen, um Dich in der Welt der Dinge und Menschen zu schauen. Mit neuer Kraft gehe ich ins Leben, nicht mehr allein, sondern mit meinem Schöpfer zusammen. – Amen.

Dag Hammarskjöld

Wisst ihr nicht,
dass ihr Gottes Tempel seid
und dass der Geist Gottes in euch wohnt.

1 Korinther 3,16

WIR HABEN KEINE ZEIT, NICHT ZU ÜBEN!

Die meisten von uns denken, sie haben nicht genügend Zeit zum Üben. Eine verkehrte Ansicht, denn das Gegenteil ist wahr: Wir haben keine Zeit, nicht zu üben! Wir sprechen von drei bis sechs Stunden pro Woche oder von einem Minimum von dreißig Minuten an jedem zweiten Tag. Und dies ist doch nicht eine Zeitmenge, die überfordert, in Anbetracht der unglaublichen Vorteile, die wir für die restlichen 162 bis 165 Stunden der Woche gewinnen.

Stephen R. Covey

WENN DU DIE AUGEN SCHLIESST

Räkel dich
noch ein wenig tiefer
ins Schweigen,
dem Atem nach,
nur dies,
und nimm dir
nichts weiter zu Herzen
als das Lächeln allein,
sonnenwarm,
das sich von Kopf bis Fuß
in dir ausbreiten mag,
wenn du die Augen schließt.

Isabella Schneider

„Wenn wir meinen, wir seien unser Körper, dann irren wir uns. Wenn wir meinen, dass wir nicht unser Körper sind, irren wir uns auch. Die Wahrheit ist, dass der Körper zwar etwas ist, das geboren wird, lebt und stirbt, aber dass wir auch nur durch den Körper einen Einblick in das Göttliche gewinnen können."

B.K.S. Iyengar

DURCH ENTSPANNUNG ZU WAHRER SCHÖNHEIT

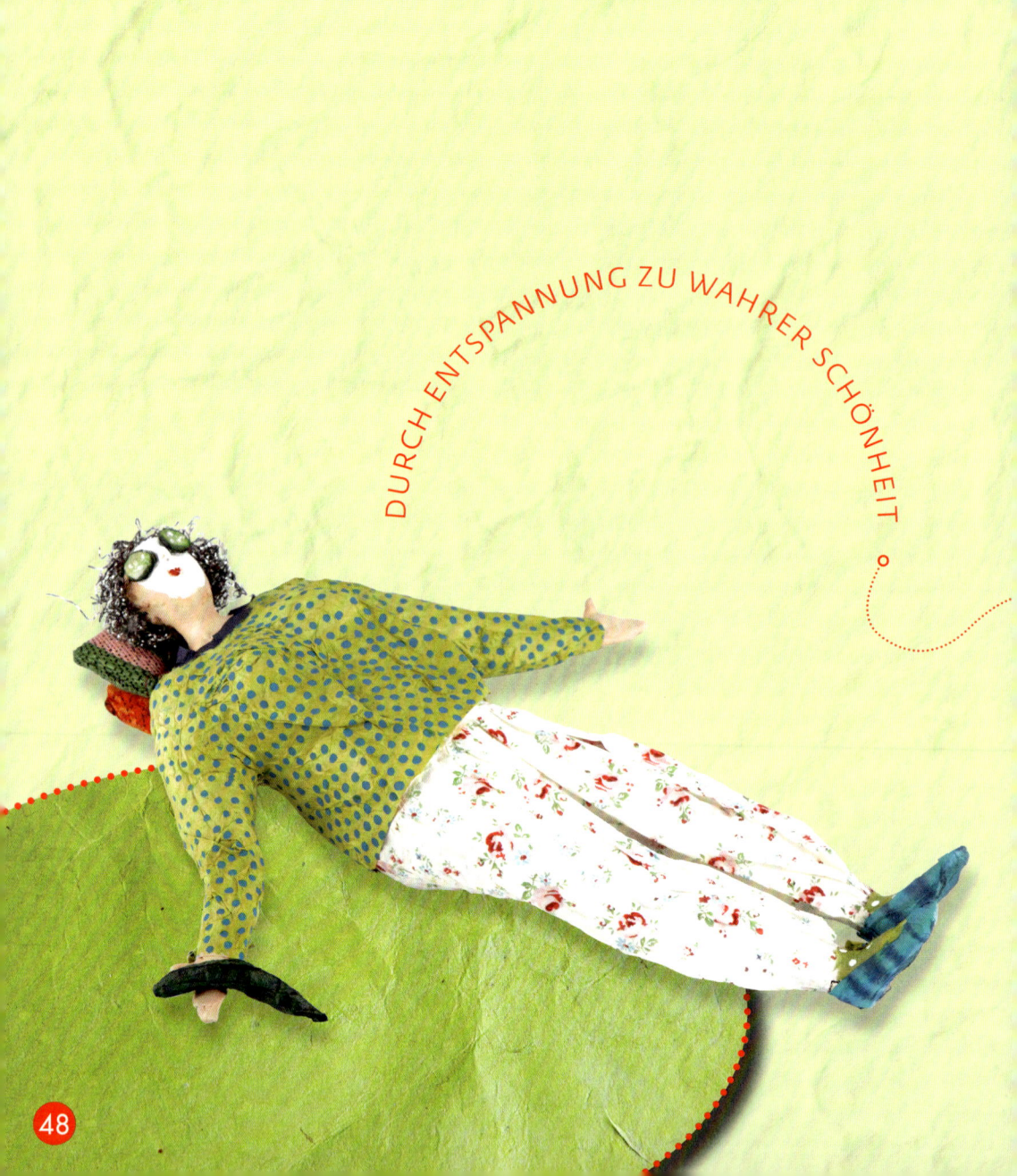

12 · Gestützte Totenstellung
Savasana gestützt

Nutzen:
schenkt Entspannung für Körper, Geist und Seele
öffnet den Brustkorb
verbessert die Atmung
wirkt gegen Depression
senkt auf die Dauer den Kortisolspiegel im Blut
schenkt neue Kraft und Klarheit

SCHULTERN

Die Schultern sinken lassen
In jeden Muskel hineinspüren
Bis ich alle Härten erspüre
Jede einzelne weich werden lassen
Die Angst sinken lassen
In die Füße, durch die Matte
Sie an die Erde abgeben
Sanft nachschubsen
Die Schultern sinken lassen
Die Anspannung gehen lassen
Spüren, wo es drückt
Die Lasten fallen lassen
Die Schultern sinken lassen
Neue Wärme spüren
Das Leben neu einladen
Es auf die leichte Schulter nehmen

Carola Vahldiek

TRAGENDER HIMMEL

Den Himmel,
der mich trägt,
spüre ich,
wenn ich auf dem Boden liege.

Das Leben,
das mich führt,
höre ich,
wenn ich meinem Atem lausche.

Dass Du, Gott,
mich umgibst,
sehe ich,
wenn ich meine Augen schließe.

Reinhard Ellsel

NEUE GEBOTE

Du sollst schweigen
und das Flüstern der Sterne hören.
Du sollst dich erden
und den Herzschlag der Grashalme spüren.
Du sollst lieben
und dich niemals daran hindern lassen.
Du sollst sehnsüchtig sein
und um die Ewigkeit in jeder Zelle wissen.
Du sollst dich freuen
Und dein inneres Licht hüten wie einen Schatz.
Du sollst hoffen,
dass das Rettende immer einen Weg findet.

Du sollst du sein
und die Welt mit dir beschenken.

Cornelia Elke Schray

DANACH

Alles
räkelt sich
wohliger nun
von oben nach unten
und von den Fußspitzen
wieder zur Nase
hinauf,
mancher Muskel
grüßt wieder
wie ein alter Bekannter,
tief innen drin lächelt's
und setzt diesem Augenblick
sein persönliches
Glückskrönchen auf

Isabella Schneider

ÜBER SAVASANA – DIE TOTENSTELLUNG

Savasana ist die höchste Vollendung und bildet den Abschluss jeder Yogasitzung. Savasana bedeutet: Totenleib. Der Tod eine Vollendung? Der Tod ist eine notwendige Folge. Aber … bedeutet das, dass ich sterben muss? Ja irgendwann wirst du sterben. Nicht heute. Nicht dieser Körper. Später, später, wenn du viel älter bist.
Wer aber muss heute sterben?
Der, der fliehen wollte. Der Angst hatte. Der Nein sagte. Der, der sagte: „Das mag ich gerne, und das mag ich nicht und das, das mag ich ganz besonders gern …" Das ist alles.
Du hast aufgehört zu handeln, zu wollen, zu wählen. Und du wirst aus der Ferne Zeuge, wie Frieden und Stille sich senken und Freude emporsteigt. Dies „Ich", dies „Mein", wo sind sie jetzt? Wo ist dieses Phänomen „Ich"? Verschwunden!
War „ich" Spannung, nichts weiter?
Waren Angst und Schmerz und Sorgen um „mich" um nichts?
Da ist Atem. Tiefer, wohltuender Atem. In seinem Auf und Ab nicht länger getrennt. Sondern getragen, tanzend, eins mit allem.

Frédérick Leboyer

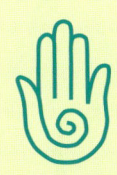

„Entspannung beginnt in den äußeren Schichten des Körpers und dringt bis in die tiefen Schichten unserer Existenz vor", verspricht B.K.S. Iyengar.

YOGA-ENTSPANNUNG

Die Kunst der echten Yoga-Entspannung, bekannt als Savasana, legt in genauen Schritten fest, wie Entspannung und Erholung Raum bekommen. Savasana ist eine Stellung, die äußerlich einen Leichnam nachahmt und innerlich zu einem Zustand des Todes führt, d. h. die Herzschmerzen und die Schocks, die der Körper als Erbe mit sich trägt, kommen zu einem Ende. Genau dies aber bedeutet Entspannung und Erholung. Es geht nicht darum, einfach auf dem Rücken zu liegen, nichts zu denken, irgendwohin zu starren und irgendwann zu schnarchen. Es ist eine der schwierigsten Yoga-Stellungen, wenn man sie richtig vollziehen will, aber sie erneuert und belohnt wie keine andere.

B.K.S. Iyengar

FREIGELEGT

Yoga
ist wie eine Zwiebel schälen.
Eine nach der anderen
werfe ich ab,
vertrocknete Schutzhüllen,
und lege die Würze
meines inneren Kerns frei,
um ganz nah bei mir zu sein.

Maria Sassin

WUNSCH FÜR DICH

Deine Sorgen
mögen dünn werden
wie eine Yogamatte
und deine Träume bunt
wie ein Schmetterling
Mögest du im Leben
fest stehen wie ein Baum
der verwurzelt ist
und dessen Zweige
biegsam den Stürmen trotzen
Sei stark wie eine Heldin
und frei wie ein Adler

Anna Tomczyk

IN MICH

Mich weit machen
für die Augenblicke
dieses Tages

Mich strecken
um mich meinen Zielen
näherzubringen

Mich recken
um den Sternen
nahe zu sein

Mich dehnen
dass mehr Leben hineinpasst
in das Heute
und in mich

Carola Vahldiek

> Du hast gelernt, auf deinen Körper
> zu hören, mit ihm zu gehen und nicht
> gegen ihn anzugehen …
> Du wirst überrascht sein, in welch
> unglaublicher Weise dein Körper reagiert,
> wenn du gut zu ihm bist.
>
> *Vanda Scaravelli*

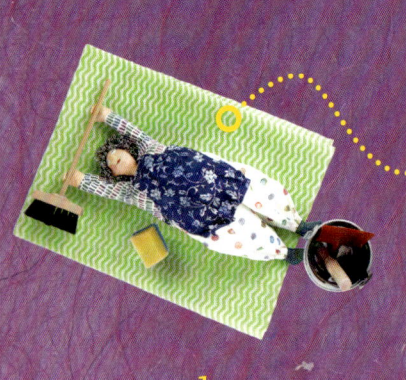

1
Liegender Berg
Supta Tadasana
mit Baddhanguliyasana

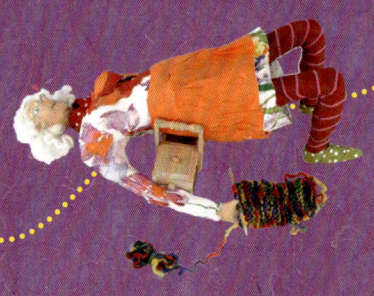

2
Gestützte Schulterbrücke
Setu Bandha Sarvangasana

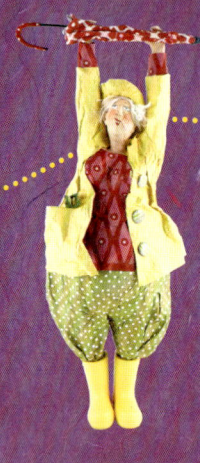

3
Gehobene Hände in der stehenden
Berghaltung
Urdhva Hastanasa in Tadasana

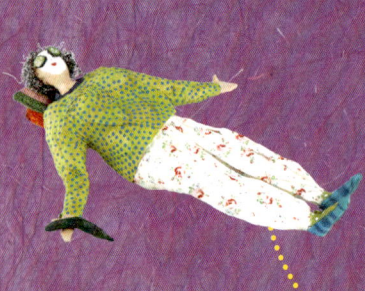

12
Gestützte Totenstellung
Savasana gestützt

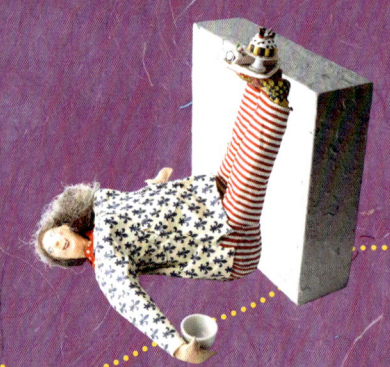

11
Beine hoch
Viparita Karani gegen Wand

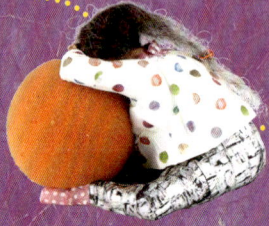

10
Gestützter Winkel
Baddha Konasana gestützt

4
Halbe Vorbeuge
Ardha Uttanasana

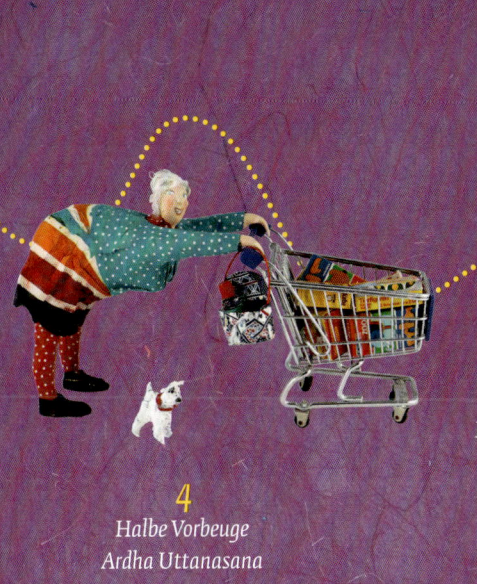

5
Der nach unten schauende Hund
schaut nach oben
Urdhva Mukha in Adho Mukha
Svanasana

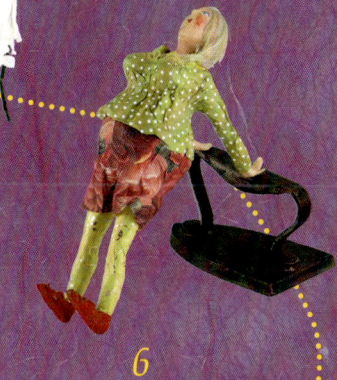

6
Aufrechte Bretthaltung
Salamba Purvottanasana

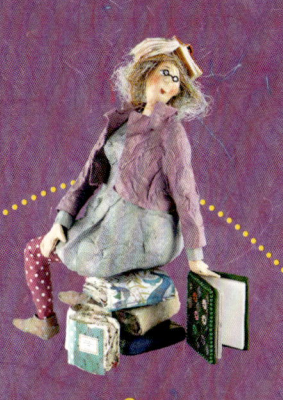

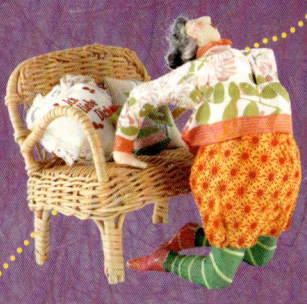

7
Kamel
Ustrasana

8
Gestützte Brücke
Gestütztes Setu Bandha Sarvangasana

9
Drehsitz
Bharadvajasana

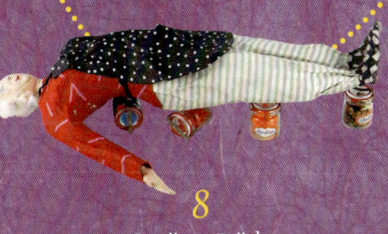

Wichtiger Hinweis der Herausgeberin: Dieses Buch ersetzt kein Übungsbuch. Die Haltungen der Papierfiguren sind den klassischen Yoga-Haltungen zwar angelehnt, doch in einigen Fällen auch künstlerisch verändert.

Quellennachweis:
Doris Bewernitz: S. 14, 17, 25, 42 © bei der Autorin.
Christian Busemann: S. 6 , aus: ders., Papa to go. Schnellkurs für werdende Väter, © 2010 Wilhelm Goldmann Verlag München in der Verlagsgruppe Random House GmbH.
Stephen R. Covey: S. 10, 47, aus: ders., Die sieben Wege zur Effektivität, für die deutsche Übersetzung © Campus Verlag, Frankfurt am Main 2000 (aktualisierte Neuausgabe); für die englische Originalausgabe © Franklin Covey Co.
Reinhard Ellsel: S. 49, aus: ders., Atme auf – du bist geliebt © 2011 Kawohl Verlag, 46485 Wesel.
Hermine Geißler: S. 15 © bei der Autorin.
Annegret Großkinsky: S. 7 © bei der Autorin.
Dag Hammarskjöld: S. 46, aus: ders., Zeichen am Weg, © Verlag Urachhaus, Stuttgart 2016.
Hermann Hesse: S. 33 aus: ders., Sämtliche Werke in 20 Bänden. Herausgegeben von Volker Michels. Band 10: Die Gedichte. © Suhrkamp Verlag , Frankfurt am Main 2002. Alle Rechte bei und vorbehalten durch Suhrkamp Verlag Berlin.
B.K.S. Iyengar: S. 47 „Wenn wir meinen, wir seien …", „Asana ist vollkommene Festigkeit", aus: ders., Licht fürs Leben. Die Yoga-Vision eines großen Meisters, © O. W. Barth Verlag, München 2008, S. 59f, 63.
B.K.S. Iyengar: S. 52 „Die Kunst der echten Yoga-Entspannung", aus: ders., Licht auf Pranayama, © 2010 O. W. Barth Verlag. Ein Imprint der Verlagsgruppe Droemer Knaur GmbH & Co. KG, München.
Jon Kabat-Zinn: S. 5
Frédérick Leboyer: S. 11, 51 aus: ders., Weg des Lichts, © Die Rechte an der deutschen Übersetzung von Adriane Elbrecht liegen bei dem Kösel-Verlag, München, in der Verlagsgruppe Random House GmbH.
Claudia Peters: 2f, 18 19 © bei der Autorin.
Maria Sassin: S. 3, 10, 18, 27, 35, 39, 52 © bei der Autorin.
Isabella Schneider: S. 30, 47, 50, 52 © bei der Autorin.
Beate Schlumberger: S. 31 © bei der Autorin.
Cornelia Elke Schray: S. 18, 22, 50 © bei der Autorin.
Anna Tomczyk: S. 52 © bei der Autorin.
Carola Vahldiek: S. 10, 13, 22, 34f, 37, 38, 41, 45, 49, 53 © bei der Autorin.
Tina Willms: S. 37, 43 © bei der Autorin.
Angelika Wolff: S. 23 © bei der Autorin.
Trotz sorgfältiger Recherche konnten wir nicht in allen Fällen den jeweiligen Rechteinhaber ausfindig machen. Für Hinweise sind wir dankbar.

Zur Herausgeberin:
Claudia Peters, geb. 1968, hat schon in ihrer Jugend Hatha Yoga kennen- und lieben gelernt und seitdem eine ununterbrochene Yogapraxis. Yoga ist ihr „roter Faden" im Leben. Sie ließ sich während ihres Studiums von verschiedenen Lehrern des BDY ausbilden. Sie ist zertifizierte Iyengar®Yoga-Lehrerin und leitet seit vielen Jahren Yoga-Gruppen in Freiburg im Breisgau. Neben Yoga ist sie als Lektorin und Autorin tätig. Weitere Informationen unter www.yoga-claudia-peters.de

Zur Künstlerin:
Dorothea Siegert-Binder, geb. 1957, hat sich ganz dem Material Pappmaschee verschrieben. Die Faszination, aus nichts etwas zu machen, begeistert sie seit vielen Jahren. So entstehen immer neue Wesen, Skulpturen, Personen. Das „Weibliche" hat es ihr dabei besonders angetan. Mit einem Augenzwinkern gießt sie Begegnungen und kleine Alltagsgeschichten in Form und zaubert Figuren voller Lebensfreude, Lebensfülle und Leichtigkeit, die sich selbst und das Leben nicht so ernst nehmen.
Ihre Werke lassen sich auf zahlreichen Ausstellungen besichtigen. Weitere Informationen unter www.siegert-binder.de

Mit Fotografien von Bertram Walter.

ISBN 978-3-86917-594-2
© 2018 Verlag am Eschbach,
ein Unternehmen der Verlagsgruppe Patmos
in der Schwabenverlag AG, Ostfildern
Im Alten Rathaus/Hauptstraße 37
D-79427 Eschbach/Markgräflerland
Alle Rechte vorbehalten.

www.verlag-am-eschbach.de

Gestaltung, Satz und Repro: Angelika Kraut, Verlag am Eschbach
Schriftvorlagen: Ulli Wunsch, Wehr
Herstellung: Grafisches Centrum Cuno GmbH & Co. KG, Calbe

Dieser Baum steht für umweltschonende Ressourcenverwendung, individuelle Handarbeit und sorgfältige Herstellung.

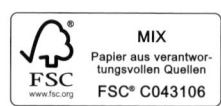

Manufakt

MIX
Papier aus verantwortungsvollen Quellen
FSC® C043106

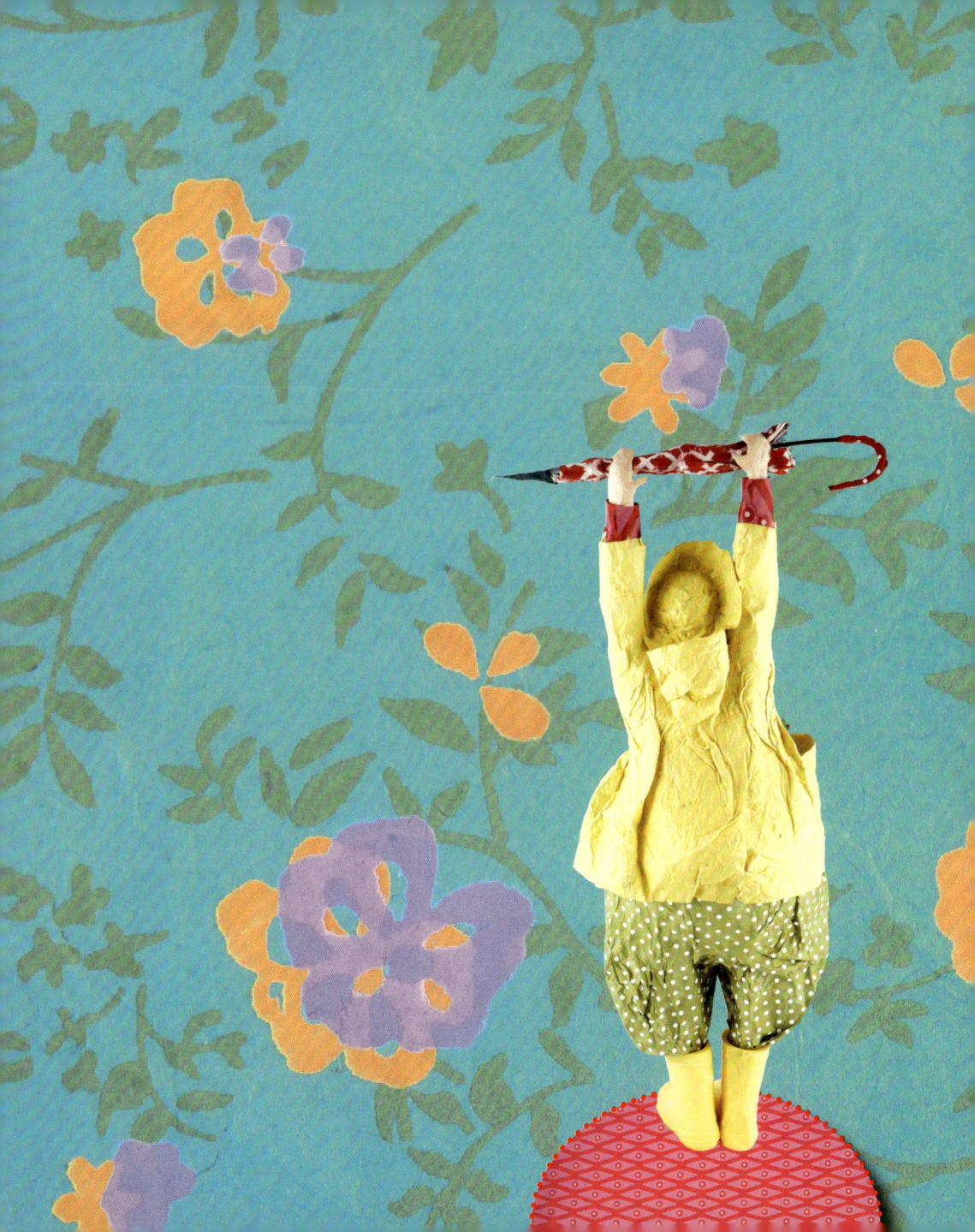